Pasodoble Questions & Answers
for Latin American Professional Examintions
ISTD 협회 자격증 시험에 관한 질문과 해답
▷ 파소도블레 ◁

Student, Associate, Licentiate and Fellow
스튜던트, 어소시에이트, 라이센시에이트와 펠로우

Devised by Elizabeth Romain
(Fellow and Examiner
& Grand Member of the Imperial Society of Teachers of Dancing)
지음 / 엘리자베스 로메인 (영국 황실 무용 교사 협회 고문 & 펠로우)
옮김 / 김 재 호

본 Questions & Answers 시리즈는
영국 DSI (Dance Sport International)와 정음미디어 간의
라이센스 계약에 의해서 발간되고 있습니다.
본 시리즈에 대한 한국 내 모든 권리는
정음미디어/DSI Korea에 있습니다.

All right reserved by JyungEum Co. in Korea

FOREWORD IMPORTANT - PLEASE READ

How to use your "Questions & Answers" book -

You will undoubtedly be working for your Examination under the watchful eye of an experienced teacher, who will be guiding you in your studies and methods of presentation. When you have covered the Syllabus and are fairly confident in the technical analysis of each figure, take this book and go through the questions systematically, not peeping at the answer of course, until you have made an attempt at answering the questions yourself. A tape recorder is a useful asset in this respect; record your answer and then play it back, comparing it with that given in this book. Alternatively you may be lucky enough to have a member of the family or a friend who will hold the book for you and ask the questions.

The questions are all of the type that have been by Examiner in the examination room and will give you a good idea of how the examination is conducted. If you know your technique thoroughly they will cause no problem.

The questions are applicate to all levels, for example, candidates for Licentiate and Fellow must be prepared to answer questions from the Student Teacher and Associate work. Questions from the higher grade of examination entered will not be asked.

Always remember the Examiner is endeavoring to find out how much you know, and is not trying to trick you, and be conversant with the Syllabus of the Association concerned. Most Associations have adopted the ISTD Technique.

Good luck in your examination.

ELIZABETH ROMAIN

서문

"질문과 해답" 이 책을 사용하는 방법 -

여러분의 확실한 시험공부를 위해, 경험 많은 선생님의 주의 깊은 안내로 학습 방법과 시험방법을 소개해 주실 겁니다. 여러분이 교과과정 전체를 파악하고 각 피겨의 기술적인 분석까지 확신을 가질 때, 각 과정의 답을 엿보지 않고 스스로의 질문에 대답할 수 있도록 체계적으로 질문을 검토하세요. 이점에 있어서는 녹음기가 유용하게 이용될 것입니다; 자신의 대답을 녹음한 후, 이 책에 주어진 해답과 비교하며 다시 들어 보세요. 이외의 다른 방법으로 친구나 가족에게 책을 주고, 여러분에게 질문을 하게 하는 것도 좋은 방법입니다.

이 책의 질문들은 시험장에서 시험관이 하는 모든 형태의 질문들입니다. 그러므로 여러분은 시험이 어떻게 진행되는지를 알게 될 것입니다. 만약 여러분이 기술을 완전히 알고 있다면 별 문제는 없을 겁니다.

질문은 모든 수준에 적용됩니다. 예를 들면, 라이센시에이트와 펠로우에 응시하는 수험생은 스투던트 티쳐와 어소시에이트 수준의 질문에도 대답할 준비를 해야 합니다.

시험관은 당신이 얼마나 많은 것을 알고 있는지를 파악하려고 노력합니다. 그리고, 여러분을 함정에 빠뜨리려고 하지 않으며, 관련된 협회 교과과정에 친숙해 있어야 합니다. 대부분의 협회는 ISTD 기술을 채택하고 있습니다.

당신의 시험에 행운이 깃들길...

엘리자베스 로메인

번역을 마치고

이 책의 질문과 대답 하나 하나에는 수 십 년 동안의 춤에
대한 경험과 노하우가 스며들어 있다.
ISTD 교과서를 공부 할 때,
또 ISTD 지도자 자격시험을 볼 때,
아니면 댄스스포츠의 이론에 대한 궁금증을 풀려고 할 때,
이 책은 여러분 곁에서 친절하게 도와줄
댄스 스포츠의 최고의 고수다.
어려운 여건에서도 댄스스포츠를 체계적으로
공부하려고 하는 무도인들을 위해서
이 책의 발간을 결정하신
정음통상 임정배 사장님께 감사드립니다.
그리고, 이 책의 번역을 도와준
부산 배지영 선생님, 대구 영남 대학교 이정옥님께도
감사드립니다.

2006년 12월

김 재 호

CONTENTS

제 1 장 STUDENT - TEACHER 스튜던트 - 티쳐   10

제 2 장 ASSOCIATE 어소시에이트   41

제 3 장 LICENTIATE 라이센시에이트   69

제 4 장 FELLOW 펠로우   93

ABBREVIATIONS USED IN THIS BOOK
이 책에 사용된 약어

St	Student-Teacher 스투턴트-티쳐
A	Associate 어소시에이트
L	Licentiate 라이센시에이트
F	Fellow 펠로우
L	Left 왼쪽
R	Right 오른쪽
LF	Left Foot 왼발
RF	Right Foot 오른발
CBMP	Contra Body Movement Position 콘트라 바디 무브먼트 포지션

Professional Candidates
프로페셔널 수험생

Note: It is better not to use abbreviations verbally unless language difficulties are experienced.
주의: 영어가 어렵다고 느껴지지 않는다면 말로 할 때는 약어를 사용하지 않는 것이 더 좋다.

제 1 장 STUDENT − TEACHER
스튜던트 − 티처

Q.1　What is the time signature of Paso Doble music?
2/4. Two beats to a bar of music

Q.1　파소 도블레 박자는 무엇인가?
2/4박자. 음악의 한 소절에 두 박자.

Q.2　Where is the musical accent?
There is a musical accent on the first beat of each bar

Q.2　음악적 악센트는 어디에 있는가?
각 소절의 첫 박자에 음악적 악센트가 있다.

Q.3　What is the beat value of each step?
Normally one beat on each step

Q.3　각 스텝의 박자 값은 얼마인가?
각 스텝에 보통 한 박자씩이다.

Q.4　At what speed is Paso Doble music played?
62 bars per minute

Q.4 파소 도블레의 연주 속도는 얼마인가?
1분당 62마디이다.

Q.5 What type of dance is the Paso Doble?
　　It is a character dance portraying the bull fight. Normally the Man is the Matador and the Lady is playing the part of the Cape or sometimes the Bull, and occasionally they both portray Flamenco dancing

Q.5 파소 도블레는 어떤 형태의 춤인가?
　　파소 도블레는 투우를 표현한 독특한 춤이다. 일반적으로 남자는 투우사, 여자는 망토나 때때로 소의 역할을 하며, 가끔 남녀 모두 플라밍고 춤을 추기도 한다.

Q.6 Is the posture of Man and Lady the same?
　　No, not exactly ; the Man has a straighter line in his back and the Lady by contract has a curve. There must be strength throughout the Man's posture, and he is always dominating his partner

Q.6 남자와 여자의 자세는 똑같은가?

아뇨. 정확하게 같은 것은 아니다. ; 남자는 등을 여자보다 좀 더 곧게 편다. 그리고 여자는 남자와 대조적으로 곡선을 그린다. 남자의 자세에서는 강한 힘이 나타나야 하며 자신의 파트너를 항상 지배해야 한다.

Q.7 Is the hold normal when in Promenade Position or Counter Promenade Position?

No, when in Promenade Position the joined hands, that is the Man's Left and the Lady's Right Hand, are usually lowered to about chest level. When in Counter Promenade Position they are usually raised to just above the level of the head

Q.7 프롬나드 포지션이나 카운트 프롬나드 포지션 일 때, 정상 홀드인가?

아뇨. 프롬나드 포지션일 때, 맞잡은 손, 즉 남자의 왼손과 여자의 오른손은 보통 가슴높이 정도로 낮춘다. 그리고 카운트 프롬나드 포지션에서 잡은 두 손은 보통 머리 높이까지 올린다.

Q.8 What is the position of the Man's left wrist when in either of these positions?
In both positions the Man's left wrist will be turned to the R with the back of his hand towards the body, to shape the hand in a slightly open position, and creating a curved look to the joined arms

Q.8 이 두 가지 자세 중 어느 것을 하던지 남자의 왼손 손목의 모양은 어떠한가?
두 가지 자세에서 모두 다 남자의 왼손 손등이 몸통을 향한 상태로 손목을 오른쪽으로 턴하여 손이 조금 열어진 모양을 만든다. 그리고 잡은 두 팔은 부드러운 곡선을 만든다.

Q.9 What do you understand by a Promenade Shape?
The Man will slightly raise his R elbow and lower and extend the L arm, Lady normal opposite. The arm will be extended in a gentle curve with the hands at approximately chest level, and the upper body will be turned slightly to the L, Lady to R

Q.9 프롬나드 세이프를 어떻게 이해하고 있는가?
남자는 자신의 오른쪽 팔꿈치를 약간 올리고 왼팔은 낮추고 쭉 편다. 여자는 남자와 반대로 한다. 손이 가슴 높이 쯤에 있는 상태로 팔은 부드러운 곡선을 그리면서 편다. 그리고 상체는 약간 왼쪽으로, 여자는 오른쪽으로 턴 한다.

Q.10 Now explain the Counter Promenade Shape
The Man will slightly lower his R elbow and raise the L arm in a gentle curve, (Lady's R arm), with the hands just above head level. The upper body turns slightly to R, Lady to L

Q.10 카운트 프롬나드 세이프에 대해 설명하시오.
남자는 자신의 오른쪽 팔꿈치를 약간 낮추고, 왼팔(여자는 오른팔)은 손을 머리 위로 올린 상태로 왼팔을 부드럽게 곡선을 그리며 들어올린다. 상체를 오른쪽으로, 여자는 왼쪽으로 약간 돌린다.

Q.11 What is Fallaway Position?
The same as Promenade Position, but moving in a backward direction

Q.11 팔러웨이 포지션이 무엇인가?
     프롬나드 포지션과 같지만, 뒤쪽 방향으로 움직인다.

Q.12 Describe a Forward Walk in Paso Doble
     With correct posture, commence for example with the feet together, weight on LF. Maintaining this posture throughout commence to move the body weight forward, then move the RF forward, first on the ball of the foot, then releasing floor contact to arrive onto the heel, immediately lowering to the flat of the foot at the extent of the stride. The heel of the back foot is then released until centre weight is achieved. This creates a long line through the back leg. Draw the LF towards the RF with pressure on ball of foot; at the same time collecting the body weight on to the RF. The LF walk is continued in the same way

Q.12 파소 도블레에서 포워드 워크를 설명하시오.
     정확한 자세로 두 발을 모으고 체중을 왼발에 싣고 시작한다. 처음부터 끝까지 이 자세를 유지하면서 체중을 앞으로 움직이기 시작한다. 그 다음 오른발을 앞으로 움직이는데, 처음에는 볼로 그 다음에는 마루에서 발을 떼면서 발을 뻗어 뒤꿈치로 내딛고 즉시 낮추어 플랫 상태를 만든다. 체중이 중심에 올 때 뒷발의 뒤꿈치를 마루에서 뗀다. 이런 동작은 뒷다리를 쭉 뻗어 긴 선을 만든다. 볼로 마루를 누르면서 왼발을 오른발 쪽으로 끌어당긴다. 동시에 체중을 오른발에 모두 싣고 왼발 워크도 이와 같은 방법으로 계속한다.

Q.13 Now describe the Backward Walk

With correct posture, commence for example with feet together, weight on RF. Maintaining this posture throughout, flex the R knee, at the same extending the L leg fully back, first on the ball of the foot and then on the toe, creating a long through the back leg. Now release toe of front foot until centre weight is achieved between the heel of the front foot and the ball of the back foot. Commence to move RF back first on the heel then on the ball of the foot, at the same time lowering the L heel. Continue with the RF walk in the same way

Q.13 백워드 워크를 설명하시오.

정확한 자세로 두 발을 모으고 체중을 오른발에 두며 시작한다. 처음부터 끝까지 이 자세를 유지하면서 오른쪽 무릎을 구부림과 동시에 왼발을 뒤로 완전히 뻗는다. 이 때, 처음에는 볼로, 그 다음에는 발가락을 사용한다. 이 동작은 뒷다리를 통해서 긴 선을 만든다. 이제 앞발의 뒤꿈치와 뒷발의 볼 사이 중앙에 체중이 올 때, 앞발의 발가락을 마루에서 뗀다. 오른발을 뒤로 움직이기 시작하는데 처음에는 뒤꿈치로 그 다음에는 볼을 사용하며, 오른발 움직임과 동시에 왼발의 뒤꿈치를 낮춘다. 오른발 워크도 이와 같은 방법으로 계속한다.

Q.14 What is an Appel?

It is a step in place with a strong lowering action. It depicts the Matador's call to the Bull. It is usually used to change direction or indicate a change of movement. When a Promenade figure is commenced in Contact Position the Appel is danced as a Slip Appel, when both the Man and Lady move the foot slightly back. This will result in a widening of the hold. On the normal Appel the foot work is whole foot and on the Slip Appel it is ball flat
(A, L&F: When a turn to the left is required on the Slip Appel, the Man will move his foot slightly back and the Lady slightly forward using a very strong body turn to the L. This will cause the step to be taken in a different alignment; for example when commenced from a facing DC alignment, the Appel

will back the wall. Up to half a turn to the L could be made on the Slip Appel to achieve the desired alignment for the following figure. When turning more than 1/8, the turn is continued on the ball of the RF, Lady LF, with the foot flat, and it is danced as a Reverse Pivot)

Q.14 아펠은 무엇인가?

제자리에서 강하게 로워링 동작을 하는 스텝이다. 투우사가 황소를 부르는 동작을 묘사하며 보통 방향을 바꾸거나 동작의 변화를 지시할 때 사용한다. 컨택트 포지션에서 프롬나드 피겨를 시작할 때, 아펠은 슬립 아펠처럼 하는데 남자와 여자 둘 다 발을 약간 뒤로 움직인다. 이 동작은 결과적으로 홀드를 넓혀준다. 일반적인 아펠에서 풋 워크는 발전체이다. 슬립 아펠의 풋워크는 볼 플랫이다.

(A, L&F: 슬립 아펠에서 왼쪽 턴이 필요할 때, 아주 강하게 몸을 왼쪽으로 턴하면서 남자는 자신의 발을 약간 뒤쪽으로, 여자는 약간 앞쪽으로 움직인다. 이렇게 함으로써 다른 방향에서 스텝을 할 수 있도록 한다. 예를 들어, DC를 바라보면서 연결동작을 시작할 때, 아펠의 방향은 벽을 등지게 된다. 슬립 아펠에서는 다음 피겨의 원하는 방향을 얻기 위해서 반 바퀴까지 회전을 할 수 있다. 1/8 이상 턴을 할 때, 플랫 상태에서 남자는 오른발 볼, 여자는 왼발 볼을 축으로 턴을 계속한다. 그리고 리버스 피봇처럼 춘다.)

Q.15   What is Elevation?
It is a rise high up onto the toes, with a strong upward stretch of the body

Q.15   엘러베이션이 무엇인가?
상체를 강하게 위로 늘린 상태에서 발가락 끝으로 서는 동작이다.

Q.16   Give an example of where this may be used
A good example would be Chasses to Right, although there are many places where elevation may be used

Q.16   엘러베이션이 사용되는 예를 말하시오.
엘러베이션이 사용되는 피겨가 많이 있지만, 샤세 투 라이트가 좋은 예다.

Q.17   What is CBMP?(Contra Body Movement Position)
It is a forward or backward step placed in line with, or slightly across the line of the other foot. On a forward step the opposite side of the body is forward, and on the backward step the opposite side of the body is back

Q.17 씨비엠피는 무엇인가?(콘트라 바디 무브먼트 포지션)

다른 발의 일직선상에 또는 약간 교차하는 선상에 앞으로 또는 뒤로 놓는 스텝을 말한다. 앞으로 내딛는 스텝에서는 내딛는 발의 반대편 상체가 앞으로 가고, 뒤로 놓는 스텝에서는 뒤로 놓는 발의 반대편 상체가 뒤로 간다.

Q.18 What is Sur Place?

A series of steps dance in place. They may be danced in Closed or Contact Position

Q.18 서 플레이스는 무엇인가?

일련의 스텝을 제자리에서 추는 것을 말한다. 클로즈드 포지션이나 컨택 포지션에서 춘다.

Q.19 What is the footwork on the Sur Place?

They are danced on the ball of the foot, and the heel may be just off or lightly touching the floor. The ball of foot contact with the floor is released on each step, although the toe must not be raised

Q.19   서 플레이스의 풋 워크는 무엇인가?
　　　볼로 춘다. 이 때, 뒤꿈치는 마루에서 떼거나 가볍게 댈 수 있다. 그리고 비록 발가락은 들어 올리지 않는다 할지라도 마루에 접촉하고 있는 볼은 매 스텝마다 마루에서 뗀다.

Q.20   Is there any turn on the Sur Place?
　　　They may be danced without turn or they may be turned gradually to the right or to the left. When they are danced with turn, the partner on the outside of the turn(this could be the Man or the Lady) will dance a very small Side Chasse

Q.20   서 플레이스에서 턴이 있는가?
　　　서 플레이스는 턴 없이 출 수도 있고, 점차적으로 오른쪽이나 왼쪽으로 턴을 할 수도 있다. 서 플레이스를 턴을 하면서 출 경우에, 턴의 바깥쪽 있는 파트너(여자일 수도 있고 남자일 수도 있다.)는 아주 작게 사이드 샤세를 한다.

Q.21   What is the use of the Sur Place?
　　　It is used as a link between figures, either to achieve a desired alignment, or to facilitate correct phrasing, or both

Q.21   서 플레이스는 어떻게 사용하는가?
　　　　바람직한 얼라인먼트를 얻기 위해 또는 정확한 프래이징을 촉진하기 위해서, 혹은 두 가지 모두를 위해 피겨와 피겨사이에 연결동작으로 사용된다.

> ☼ 참고 : **프래이징**이란?
> 피겨의 스텝 수를 음악의 프래이즈(phrase)에 맞추는 것을 말한다. 예를 들면 파소 음악의 프래이즈는 2마디이기 때문에 대부분의 피겨는 프래이즈에 맞추어 카운트가 4, 8 또는 16으로 끝난다.

Q.22   What is the difference between Sur Place and Basic Movements?
Sur Place are danced on the spot, whereas the Basic Movements are a series of small steps forward or back

Q.22   서 플레이스와 베이직 무브먼트 차이점은 무엇인가?
서 플레이스는 한 곳에서 춘다, 반면에 베이직 무브먼트는 앞으로 혹은 뒤로 움직이는 일련의 작은 보폭의 스텝이다.

Q.23 **What alignment do you use when dancing the Chasses to Right or to Left?**

If they are danced as a figure in their own right the Chasses to the Right would face the centre for Man, and the Chasses to the Left would face the wall, enabling the couple to move along LOD. Nevertheless, Chasses may be danced in any alignment, and again are often used as a linking figure or to maintain good phrasing between figures. They may be curved to the Right or to the Left

Q.23 **샤세 투 라이트나 샤세 투 레프트 출 때, 어떤 방향으로 추는가?**

만약 다른 피겨와 연결하지 않고 샤세만 독립해서 춘다면, 샤세 투 라이트는 남자가 센터 방향을 바라보고 추고, 샤세 투 레프트는 남자가 벽을 바라보고 춘다. 이렇게 하면 남녀 모두 LOD를 따라서 움직일 수 있다. 그렇지만 샤세는 어떤 방향에나 다 사용할 수 있고, 흔히 연결 동작 혹은 피겨와 피겨 사이에 좋은 프래이징을 유지하는데 사용된다. 오른쪽이나 왼쪽으로 곡선을 그리면서 출 수도 있다.

Q.24 May the Chasses to Left **be ended in** Promenade Position?
Yes, on the last step the man could turn 1/8 to Left, turning the Lady 1/8 to Right to Promenade Position

Q.24 샤세 투 레프트는 프롬나드 포지션으로 끝나는가?
네. 마지막 스텝에서 남자는 왼쪽으로 1/8턴을 하고, 여자는 오른쪽으로 1/8턴을 하여 프롬나드 포지션을 만든다.

Q.25 What may follow the Chasses to Left **when they are ended in** Promenade Position?
The Promenade Close
(A: Huit, Grand Circle ; L&F: Spanish Line in Inverted Counter Promenade Position)

Q.25 샤세 투 레프트가 프롬나드 포지션으로 끝날 때, 후행피겨로는 무엇이 오는가?
프롬나드 클로즈.
(A: 휘트, 그랜드 서클 ; L&F: 인버티드 카운트 프롬나드 포지션에서 스페니쉬 라인)

Q.26 What are the Chasses with Elevations?
   The Elevations are Chasses to the Right or to the Left and they are danced with a change of height, either high on the toes with the legs straight, or with feet flat and the knee slightly flexed. (Remember that the Chasse in Paso Doble is considered to be two steps - a side step and a closing step)

Q.26 엘리베이션을 하는 샤세는 어떤 것인가?
   엘리베이션은 오른쪽 혹은 왼쪽으로 하는 샤세를 말하며, 다리를 쭉 뻗은 상태에서 발가락 끝으로 높이 서거나 또는 플랫 상태로 무릎을 살짝 굽힌 상태에서 높이를 변화시키면서 추는 동작이다. (파소 도블의 샤세는 2 스텝 샤세이다. -한 스텝은 옆으로 다음 스텝은 발을 모은다.)

Q.27 Give three possible combinations of dancing Chasses with Elevations
Two Chasse up and two Chasses down ; One Chasse up and one Chasse down ; One step up and one step down. Other combinations could be used

Q.27 엘리베이션을 하면서 추는 3가지 샤세의 결합 동작을 말하시오.

엘리베이션을 위로하는 샤세 두 번과 엘리베이션을 아래로 하는 샤세 두 번 ; 위로 샤세 한 번, 아래로 샤세 한 번. ; 위로 스텝 한 번, 아래로 스텝 한 번. 다른 결합동작도 사용될 수 있다.

Q.28 As Man give the foot positions of the Drag

[Remember that when you are giving foot positions you can give the step number first, or take the step and give the teaching count. I have elected to give the teaching count]. Commence in Closed or Contact Position. Flexing the L knee, RF to step, wide step, knee flexed(1) ; Commence to close LF to RF, slowly straightening the R knee(2 3) ; Close LF to RF(4)

Q.28 드래그에서 남자의 풋 포지션을 말하시오.

[풋 포지션을 말할 때는 먼저 스텝 번호를 말하거나, 스텝을 한 뒤 카운트를 말할 수 있다는 것을 잊지 마시오. 여기서는 교수용 카운트를 선택했다.] 클로즈드 포지션이나 컨택 포지션에서 시작한다. 왼쪽 무릎을 구부리고 넓은 보폭으로 오른발을 옆으로 놓고 무릎을 굽힌다(1). ; 왼발을 오른발에 모으기 시작하면서 오른쪽 무릎을 천천히 편다(2 3). ; 왼발을 오른발에 모은다(4).

Q.29   What is the footwork?
　　　Ball flat(1) ; Inside edge of ball of foot(2 3) ; balls of both feet, or ball flat(4). An example of giving the step number first would be to say: 1-Ball flat ; 2-Inside edge of ball ; 3-Balls of both feet or ball flat

Q.29   풋워크는 무엇인가?
　　　볼 플랫(1). ; 볼의 안쪽 모서리(2 3) ; 양쪽 발의 볼이나 볼 플랫(4). 스텝 번호를 말하는 예는 다음과 같다.: 스텝 1-볼 플랫. ; 스텝 2-볼의 안쪽 모서리. ; 스텝 3-양 발의 볼이나 볼 플랫

Q.30   May the Deplacement be danced in other alignments?
Yes, it could be danced diagonally to centre or diagonally to wall, and to achieve a desired alignment 1/8 turn to Left may be used between 2 and 3(A, L&F): Alternative methods of dancing the Deplacement are as follows:
(a) Three Forward Walks, RLR, then close making no turn
(b) The Attack - the Deplacement is commenced with an Appel on the first step

(c) A Slip Attack, dancing a Slip Appel on the first step(up to half a turn to L may be used on the Slip Appel)

Q.30 다른 방향에서 디플레스먼트를 출 수 있는가?
네. DC을 향해 춤을 추거나 DW를 향해 춤을 출 수 있다. 바람직한 방향을 얻기 위해서는 스텝 2와 3사이에 왼쪽으로 1/8턴을 할 수도 있다(A, L&F). 디플레스먼트를 출 수 있는 다른 방법은 다음과 같다.
(a) 쓰리 포워드 웍스 오른발, 왼발, 오른발을 한 후 턴을 하지 않고 발을 모은다.
(b) 디 어택 - 첫 스텝에서 아펠을 하고 시작한다.
(c) 슬립 어택, 첫 스텝에서 슬립 아펠을 한다.(슬립 아펠에서 왼쪽으로 1/2까지 턴을 할 수 있다.)

Q.31 What is the difference between the Promenade Link and the Promenade Close?
The Promenade Link consists of four step, the Promenade Close is dancing steps 3 and 4 only

Q.31 프롬나드 링크와 프롬나드 클로즈의 차이점은 무엇인가?
프롬나드 링크는 네 개의 스텝으로 이루어져 있고, 프롬나드 클로즈는 단지 스텝 3와 스텝 4만 춘다.

Q.32 Give the Man's amount of turn on the Promenade Link

No turn or a slight body turn to L on 1 ; 1/8 to L between 1 and 2 ; 1/8 to L between 2 and 3, body turns less ; body completes turn on 4

Q.32 프롬나드 링크에서 남자의 턴 양을 말하시오.

　　스텝 1에서 턴을 하지 않거나 왼쪽으로 몸을 약간 돌린다. ; 스텝 1과 스텝 2사이에 왼쪽으로 1/8턴을 한다. ; 스텝 2와 스텝 3사이에 왼쪽으로 1/8턴을 한다. 이때 상체는 덜 돈다. ; 스텝 4에 상체를 완전히 턴 시킨다.

Q.33 What is the commencing alignment for the Promenade Link?

It may be commenced facing Line of Dance for the Man, or facing wall or diagonally wall

Q.33 프롬나드 링크의 시작 방향은 어디인가?

　　남자는 LOD를 보며 춤을 시작할 수도 있고, 또는 벽을 향하거나 DW를 바라보며 시작할 수도 있다.

Q.34 **What other amounts of turn may be used on the last two steps of the** Promenade Link**?**
The Man could dance these two steps making no turn, the Lady would turn 1/4 to L, or he may make 1/8 turn to the R, and the Lady 1/8 to L

Q.34 **프롬나드 링크의 마지막 두 스텝에서 사용되는 다른 턴 양은 얼마인가?**
남자는 이 두 스텝에서 턴을 하지 않고 여자는 왼쪽으로 1/4턴을 할 수 있다. 또는, 남자가 오른쪽으로 1/8턴을 하고, 여자는 왼쪽으로 1/8턴을 할 수도 있다.

Q.35 **What is the use of the** Promenade Close**?**
It is used as a follow to any figure that has ended in Promenade Position

Q.35 **프롬나드 클로즈는 어떻게 사용되는가?**
프롬나드 포지션으로 끝나는 모든 피겨의 후행 피겨로 사용된다.

Q.36 **Give the foot positions of the Promenade, first as Man, and then as Lady**
Man: Appel on RF(1) ; LF to side in Promenade

Position(2) ; RF forward in Promenade Position and CBMP(3) ; LF to side and slightly back(4) ; RF back, R side leading(5) ; LF back in CBMP, Lady outside(6) ; RF to side(7) ; Close LF to RF(8)
Lady: Appel on LF(1) ; RF to side in Promenade Position(2) ; LF forward and across in Promenade Position and CBMP(3) ; RF forward(4) ; LF forward, L side leading, preparing to step OP(5) ; RF fwd in CBMP OP(6) ; LF to side(7) ; Close RF to LF(8)

Q.36 처음에는 **프롬나드**의 남자 **풋 포지션**을 말하고 다음에는 여자 **풋 포지션**을 말하시오.

남자: 오른발로 아펠을 한다(1). ; 프롬나드 포지션에서 왼발을 옆으로(2). ; 프롬나드 포지션에서 CBMP로 오른발을 앞으로 딛는다.(3). ; 왼발을 옆으로 그리고 조금 뒤로(4). ; 오른발을 뒤로 놓으면서 라이트 사이드 리딩을 한다(5). ; CBMP로 왼발을 뒤로 놓는다. 이 때, 여자는 남자의 바깥쪽에 위치한다(6). ; 오른발을 옆으로(7). ; 왼발을 오른발에 모은다(8).

여자: 왼발로 아펠을 한다(1). ; 프롬나드 포지션에서 오른발을 옆으로(2). ; 프롬나드 포지션에서 CBMP로 왼발을 교차시키면서 앞으로 내딛는다(3). ; 오른발을 앞으로(4). ; 왼발을 앞으로, 레프트 사이드 리딩하면서 아웃사이드 파트너 스텝을 준비한다(5). ; 아웃사이드 파트너 자세에서 CBMP로 오른발을 앞으로 내딛는다(6) ; 왼발을 옆으로(7). ; 오른발을 왼발에 모은다(8).

> ☼ 참고 : 씨비엠피(CBMP)로란?
>
> CBMP는 Contra Body Movement Position의 약자이다. 한발을 나머지 발의 일직선상에 앞으로 딛거나 뒤로 놓는 동작이다. 예를 들어 'CBMP로 오른발을 앞으로 딛는다' 라는 말은 왼발의 일직선상에 오른발을 앞으로 내 딛는 것을 표현하는 말이다. 결과적으로 하나의 트랙에 두발이 위치하여 깔끔한 하나의 라인(line)을 만든다.

Q.37 Now explain the Man's lead and shape in the Promenade

1-Commence the Promenade shape ; 2-Achieve the Promenade shape ; 3-Maintain the Promenade shape ; 4-Commence the Counter Promenade shape ; 5-Achieve the Counter Promenade shape ; 6-Maintain the Counter Promenade shape ; 7-Achieve Promenade shape ; 8-Return to the normal shape. (Again I gave the step numbers here, but it would be equally correct to give the count)

Q.37 프롬나드에서 남자의 리드와 세이프를 설명하시오.

스텝 1-프롬나드 세이프를 시작한다. ; 스텝 2-프롬나드 세이프를 완성한다. ; 스텝 3-프롬나드 세이프를 유지한다. ; 스텝 4-카운트 프롬나드 세이프를 시작한다. ; 스텝

5 -카운트 프롬나드 세이프를 완성한다. ; 스텝 6-카운트 프롬나드 세이프를 유지한다. ; 스텝 7-프롬나드 세이프를 완성한다. ; 스텝 8-정상 세이프로 되돌아간다. (여기서 스텝 번호를 말했지만, 카운트를 말해도 괜찮다.)

Q.38 Give the Lady's amount of turn on the Ecart
No turn on steps 1 and 2; 1/8 to R between 2 and 3, body turns less, body completes the turn on 4

Q.38 에카르트에서 여자의 턴 양을 말하시오.
스텝 1과 스텝 2에 턴을 하지 않는다. 스텝 2와 스텝 3사이에 오른쪽으로 1/8턴을 하는데, 이때 상체는 덜 돌게 된다. 스텝 4에 상체를 완전하게 턴 시킨다.

Q.39 Now give the Man's footwork
1-Whole foot ; 2-Heel flat ; 3-Ball flat ; 4-Ball flat

Q.39 남자의 풋워크를 말하시오.
스텝 1-발 전체. ; 스텝 2-힐 플랫. ; 스텝 3-볼 플랫. ; 스텝 4-볼 플랫

Q.40   Describe as Man the Separation
(There are several good ways of giving a description. The method I have used here is to give commencing position first, then the Man's foot position and lead if any, and finally take the step and give the count)
Commence in Closed or Contact Position ; Appel on RF(1) ; LF forward, lowering the L hand forward and leading Lady away(2) ; Close RF to LF, releasing hold with R hand and continuing to lead Lady away, extending L arm(3) ; Sur Place LF allowing Lady to close(4) ; Four Sur Place, leading the Lady fwd, gradually returning L hand to commencing position(5 678). Regain normal hold

Q.40   세퍼레이션 남자의 동작을 설명하시오.
(설명하기에 좋은 몇 가지 방법이 있다. 여기에서 사용하는 방법은 먼저 시작 포지션을 설명하고 그 다음 남자의 풋 포지션과 리드(리드가 있다면)를, 그리고 마지막으로 스텝을 하고 카운트를 말한다.)
클로즈드 포지션이나 컨택 포지션으로 시작한다. 오른발로 아펠을 한다(1). ; 왼발을 앞으로 내디디면서 왼손을 앞으로 낮추면서 여자를 멀리 보낸다(2). ; 오른발을 왼발에 모으고 오른손 홀드를 풀면서 왼팔을 쭉 뻗어 여자를 계속 멀리 보낸다(3). ; 왼발을 서 플레이스하고 여자가 다가오도록 리드한다.(4). ; 서 플레이스를 네 번 한다. 이 때, 여자가 앞으로 다가오도록 리드하면서 점차 왼손을 처음 시작하던 자세로 되돌린다.(5 678). 정상 홀드를 다시 한다.

Q.41 May the Separation be commenced in other alignments?
Yes - it may be commenced facing against LOD, facing wall, or facing centre

Q.41 다른 방향에서 세퍼레이션을 시작할 수 있는가?
있다. 역LOD를 바라보거나, 벽을 향하거나, 혹은 센터를 보면서 시작할 수도 있다.

Q.42 May Elevation be used on the Separation?
Yes - it may be used rising high to the toes on steps 3 and 4, and gradually lowering over steps 5-8

Q.42 세퍼레이션에 엘러베이션을 사용할 수 있는가?
있다. 스텝 3과 4에서 발가락 끝으로 높이 올라갔다가, 스텝 5-8에서 점차적으로 낮아진다.

Q.43 As Man, dance the Separation, followed by another Separation with the Lady's Caping Walks

(Remember to show these figures very accurately with a convincing use of arms and giving the count in a clear voice)

Q.43 남자로 세퍼레이션을 춘 다음 레이디 케이핑 워크 세퍼레이션을 추시오.

(명확한 목소리로 카운트를 하고, 확신에 찬 팔 동작으로 정확하게 보여주는 것을 잊지 마시오.)

Q.44 Compare the differences between the first Separation and the second Separation

On the first Separation the Lady is lead back to normal Closed or Contact Position over steps 5-8. On the Separation followed by the Lady's Caping Walks she is lead on steps 5-8 towards the Man's R side and the Man will gradually raise his L arm

Q.44 첫 번째 세퍼레이션과 두 번째 세퍼레이션 차이점을 비교하시오.

첫 번째 세퍼레이션의 스텝 5-8에서 여자를 리드하여 다시 정상 클로즈드 포지션 또는 컨택 포지션을 한다.

그러나 케이핑 워크가 후행 동작으로 오는 세퍼레이션의 스텝 5-8에서는 여자가 남자의 오른쪽으로 오도록 리드하고 남자는 점차적으로 자신의 왼팔을 올린다.

Q.45 What are the foot positions for the Man on steps 9-16 of the Separation with the Lady's Caping Walks?
He will hold the position with his feet together over steps 9-14. 15 is RF to side; 16 close LF to RF

Q.45 레이디 케이핑 워크 세퍼레이션의 스텝 9-16에서 남자의 풋 포지션은 무엇인가?
스텝 9-14에서 남자는 자신의 발을 모은 상태에서 그 자세를 그대로 유지한다. 스텝 15에서 오른발을 옆으로. 스텝 16에는 왼발을 오른발에 모은다.

Q.46 How does the Man lead steps 9-16 of the Caping Walks?
He will circle his L hand over his head in a clockwise direction, leading Lady behind his back to pass from his R side to his L side, to end in front of him at a 90° angle. On step 15 he will return his arms to the normal hold and position and he will retain this position on step 16

Q.46 케이핑 워크의 스텝 9-16에서 남자는 어떻게 리드를 하는가?

여자가 남자의 오른쪽 옆에서 등 뒤를 지나 왼쪽 옆으로, 그리고 남자의 앞에서 90도로 끝나도록 왼손을 그의 머리위로 올려 시계방향으로 원을 그리면서 리드한다. 스텝 15에서 팔을 정상 홀드와 위치로 되돌리고, 스텝 16에서 이 자세를 그대로 유지한다.

Q.47 Give the Lady's foot positions on the Caping Walks

Steps 1-8 are as the Separation, but moving towards the Man's R side over steps 5-8. Then she will dance 6 forward steps behind the Man's back from his R side to his L side to end in front of the Man at a 90° angle, then LF to side for 7 and close RF to LF(8)

Q.47 케이핑 워크에서 여자의 풋 포지션을 말하시오.

　　　스텝 1-8은 세퍼레이션과 같다. 그러나 스텝 5-8에서 남자의 오른쪽 옆을 향해 움직인다. 그 다음 여자는 남자의 오른쪽 옆에서 남자의 등 뒤를 지나 왼쪽 옆까지 포워드 스텝을 6번 하고, 남자 앞에서 90도 각도로 끝낸다. 그 다음 스텝 7에서 왼발을 옆으로, 스텝 8에서 오른발을 왼발에 모은다.

Q.48 What is her footwork as she circles around the Man on steps 9-14?
She will use ball of foot or ball flat on each step

Q.48 스텝 9-14에서 남자 주위를 원을 그리며 돌 때 여자의 풋워크는 무엇인가?
여자는 매 스텝마다 볼이나 볼 플랫을 사용한다.

Q.49 Now give her amount of turn
There is no turn on steps 1-8 ; 3/4 to R over 9-14 ; 1/4 to R between 14&15 ; No turn on 16

Q.49 여자의 턴 양을 말하시오.
스텝 1-8에 턴을 하지 않는다. ; 스텝 9-14에는 오른쪽으로 3/4턴을 한다. ; 스텝 14와 15사이에서 오른쪽으로 1/4턴을 한다. ; 스텝 16에는 턴을 하지 않는다.

Q.50 What may follow this figure?
Any Syllabus figure commenced with feet together depending on the alignment

Q.50 이 피겨 뒤에 어떤 후행 피겨가 올 수 있는가?
방향에 따라 다르지만, 두 발을 모으고 시작하는 정규 피겨는 어느 것이든 올 수 있다.

제 2 장 ASSOCIATE
어소시에이트

Q.51 When following the Separation with Lady's Caping Walks, or the Fallaway Ending, the Man leads the Lady towards his R side over steps 5-8 of the Separation. Is this exactly the same in both cases?

No - when following with the Caping Walks, he will raise his L arm as he leads the Lady towards his R side, and he will not regain hold with his R hand. If he is following with the Fallaway Ending, he will not raise the L arm and he will regain hold with his R hand on step 8 of the Separation

Q.51 세퍼레이션 다음에 여자의 케이핑 워크나 팔러웨이 엔딩이 올 때, 세퍼레이션의 스텝 5-8에서 남자의 오른쪽 옆으로 여자가 오도록 리드한다. 이것은 두 경우에서 모두 정확하게 똑같은가?

아뇨. - 케이핑 워크가 올 때는 여자가 남자의 오른쪽으로 오도록 리드하면서 남자는 왼팔을 올리고 오른손 홀드를 다시 하지 않는다. 만약 팔러웨이 엔딩이 뒤에 온다면 남자는 왼팔을 올리지 않고, 세퍼레이션의 스텝 8에 오른손 홀드를 다시 한다.

Q.52 Give the Man's alignment on the Fallaway ending to Separation

Commence facing LOD and turn to face wall on 1 ; 2-Facing against LOD ; 3-Down LOD, backing DW ; 4-Down LOD, backing DW ; 5-Facing centre ; Facing centre for the rest of the figure

Q.52 팔러웨이 엔딩 세퍼레이션의 남자의 얼라인먼트를 말하시오.

LOD를 바라보고 시작해서 스텝 1에 턴을 하여 벽을 향한다. ; 스텝 2-역LOD를 바라본다. ; 스텝 3-LOD를 따라 내려가면서 DW를 등진다. ; 스텝 4-LOD를 따라 내려가면서 DW를 등진다. ; 스텝 5-센터를 향한다. 피겨의 나머지 스텝을 하는 동안 센터를 향한다.

Q.53 What footwork is used on steps 1 and 2 as Man and Lady?

Heel flat or ball flat

Q.53 스텝 1과 스텝 2에서 남자와 여자는 어떤 풋워크를 사용하는가?

힐 플랫이나 볼 플랫

Q.54 What shaping is used on these two steps?
A slight Counter Promenade shape

Q.54 이 두 스텝에서 어떤 세이핑이 사용되는가?
약한 카운트 프롬나드 세이핑

Q.55 Now give the Lady's amount of turn
1/4 to R between the preceding step and 1 ; 1/4 to R between 1 and 2 ; 3/8 to R between 2 and 3 ; no turn on 4 ; 1/8 to L between 4 and 5 ; no further turn

Q.55 여자의 턴 양을 말하시오.
이전 스텝과 스텝 1사이에 오른쪽으로 1/4턴을 한다. ; 스텝 1과 스텝 2사이에 오른쪽으로 1/4턴을 한다. ; 스텝 2와 스텝 3사이에 오른쪽으로 3/8턴을 한다. ; 스텝 4에서는 턴을 하지 않는다. ; 스텝 4와 스텝 5사이에 왼쪽으로 1/8턴을 한다. ; 더 이상 턴을 하지 않는다.

Q.56 Dance the Huit as Man explaining the lead and shape
On 1 maintain Promenade shape ; commence the Counter Promenade shape on 2 ; achieve Counter Pormenade shape on 3 and maintain it on 4 ; commence Promenade shape

on 5 ; achieve Promenade shape on 6 ; commence to return to Normal Hold on 7 ; return to Normal Hold on 8

Q.56 리드와 세이핑을 설명하면서 남자로 휘트를 추시오.

스텝 1에 프롬나드 세이프를 유지한다. ; 스텝 2에서 카운트 프롬나드 세이프를 시작한다. ; 스텝 3에 카운트 프롬나드 세이프를 완성하고, ; 스텝 4에 그 세이프를 유지한다. ; 스텝 5에 프롬나드 세이프를 시작한다. ; 스텝 6에 프롬나드 세이프를 취한다. ; 스텝 7에 정상 홀드로 되돌아가기 시작한다. ; 스텝 8에 정상 홀드로 되돌아간다.

Q.57 **Why is the Man's footwork ball flat on 3-7 of the Huit, when normally Sur Place may be ball or ball flat?**

The Man needs to stabilize his position as he leads the lady into her Huit movement.

Q.57 일반적으로 서 플레이스의 풋워크가 볼이나 볼 플랫인데, 휘트의 스텝 3-7에서 남자의 풋워크가 왜 볼 플랫인가?

남자는 여자가 휘트를 하도록 리드할 때 자신의 위치를 안정시킬 필요가 있기 때문이다.

Q.58 May the Man dance an alternative to Sur Place on steps 3-8 of the Huit?

Yes - the Sur Place may be omitted on 3-8, the Man holding his position with his feet flat. he may raise to the balls of feet on 8 if desired

Q.58 휘트의 스텝 3-8에서 남자는 변형 서 플레이스를 출 수 있는가?

있다.- 스텝 3-8에서 서 플레이스를 생략할 수 있다. 남자는 양 발을 플랫한 상태에서 그 자세를 유지한다. 만약 원한다면, 남자는 스텝 8에 양 발의 풋 워크는 볼로 할 수 있다.

Q.59 Give the Lady's foot positions for the Huit

1-LF fwd and across in Promenade Position and CBMP ; 2-RF to side ; 3-Replace weight to LF ; 4-RF fwd and across in CBMP ; 5-LF to side ; 6-Replace weight to RF ; 7-LF fwd towards Man ; 8-Close RF to LF

Q.59 휘트의 여자 풋 포지션을 말하시오.

스텝 1-프롬나드 포지션에서 CBMP로 왼발을 앞쪽으로 교차하여 내딛는다. ; 스텝 2-오른발을 옆으로. ; 스텝 3-체중을 왼발로 리플레스한다. ; 스텝 4- CBMP로 오른발을 앞으로 교차하여 내딛는다. ; 스텝 5-왼발을 옆으로. ; 스텝 6-체중을 오른발로 리플레스한다. ; 스텝 7-왼발을 남자 쪽으로 내딛는다. ; 스텝 8-오른발을 왼발에 모은다.

Q.60 Now give the Lady's alignment

1-Moving along LOD, facing diagonally to centre ; 2-Facing centre ; 3-Facing diagonally to centre against LOD ; 4-Moving against LOD, facing diagonally to centre against LOD ; 5-Facing centre ; 6-Facing diagonally to centre ; 7- Diagonally to centre, toe turned out ; 8-Facing centre

Q.60 여자의 얼라인먼트를 말하시오.

스텝 1-LOD를 따라 움직이며 DC 방향을 향한다. ; 스텝 2-센터를 향한다. ; 스텝 3-역LOD 방향의 DC를 향한다. ; 스텝 4- 역LOD 방향으로 움직이며 역LOD 방향의 DC를 향한다. ; 스텝 5-센터를 향한다. ; 스텝 6-DC 방향을 향한다. ; 스텝 7-DC 방향을 향하고 토 턴 아웃 한다. ; 스텝8-DC 방향을 향한다.

Q.61 What may precede the Huit?

Sur Place, Basic Movement or Chasses to Left, all ending to the side with a small step in Promenade Position. Promenade and Counter Promenade ; Ecart (F: 1-5 Fallaway Reverse Turn with Open Telemark ending ; Travelling Spins from Promenade Position)

Q.61 휘트의 선행 피겨로 무엇이 올 수 있는가?

서 플레이스, 베이직 무브먼트나 샤세 투 레프트가 올 수 있고, 이 동작들은 작은 보폭으로 옆으로 하고 프롬나드 포지션으로 끝난다. 프롬나드 앤 카운트 프롬나드 ; 에카르트도 올 수 있다.
(F: 오픈 텔레마크로 끝나는 팔러웨이 리버스 턴의 스텝 1-5 ; 프롬나드 포지션에서 하는 트래블링 스핀)

Q.62 Are the first six steps of the Sixteen the same as the first six steps of the Promenade?

Yes - they are exactly the same

Q.62 식스틴의 처음 6개 스텝은 프롬나드의 처음 6개 스텝과 똑같은가?

네. -모두 정확하게 똑같다.

Q.63 **What differences occur on step 7 of these two figures?**

On step 7 of the Promenade both Man and Lady will step to the side ; on the Sixteen the Man closes his RF to LF

Q.63 **이 피겨들의 스텝 7에 어떤 차이점이 나타나는가?**

프롬나드의 스텝 7에서 남자와 여자 둘 다 옆으로 스텝을 한다. ; 그러나 식스틴에서는 남자는 오른발을 왼발에 모은다.

Q.64 **What figure is the Lady dancing on steps 9-16 of the Sixteen?**

The Lady is dancing a Huit

Q.64 **식스틴의 스텝 9-16에서 여자는 어떤 피겨를 추는가?**

여자는 휘트를 춘다.

Q.65 **What may precede steps 3-16 of the Sixteen?**

1-4 of the Open Telemark. (F: Fallaway Reverse Turn with Open Telemark ending ; Outside Turn)

Q.65 식스틴의 스텝 3-16 앞에 어떤 피겨가 올 수 있는가?

오픈 텔레마크 스텝 1-4가 올 수 있다. (F: 오픈 텔레마크로 끝나는 팔러웨이 리버스 턴과 아웃사이드 턴을 할 수 있다.)

Q.66 Give the Man's foot positions on the Promenade and Counter Promenade

1-Appel of RF ; 2-LF to side in Promenade Position ; 3-RF fwd in Promenade Position and CBMP ; 4-LF back and slightly to side ; 5-RF to side in Counter Promenade Position ; 6-LF fwd and across in Counter Promenade Position and CBMP ; 7-RF fwd and slightly to side ; 8-LF to side in Promenade Position

Q.66 프롬나드 앤 카운트 프롬나드의 남자 풋 포지션을 말 하시오.

스텝 1-오른발 아펠 ; 스텝 2-프롬나드 포지션에서 왼발 옆으로. ; 스텝 3-프롬나드 포지션에서 CBMP로 오른발을 앞으로 내딛는다. ; 스텝 4-왼발을 뒤로 그리고 조금 옆으로 한다. ; 스텝 5-카운트 프롬나드 포지션에서 오른발 옆으로. ; 스텝 6-카운터 프롬나드 포지션에서 CBMP로 왼발을 교차하여 앞으로 내딛는다. ; 스텝 7-오른발을 앞으로 그리고 조금 옆으로 딛는다. ; 스텝 8-프롬나드 자세에서 왼발을 옆으로.

Q.67 Is the foot position on step 4 the same as step 4 of the Sixteen?

No - the Man will step back and slightly to side on step 4 of the Promenade and Counter Promenade. On the Sixteen he will be side and slightly back

Q.67 스텝 4에서의 풋 포지션은 식스틴의 스텝 4와 같은가?

아뇨. 프롬나드와 카운트 프롬나드의 스텝 4에서 남자는 뒤로 그리고 조금 옆으로 스텝을 한다. 그러나 식스틴에서 남자는 옆으로 그리고 조금 뒤로 스텝을 한다.

Q.68 What is the footwork on step 8 of the Promenade and Counter Promenade?

Man and Lady Ball flat

Q.68 프롬나드 앤 카운트 프롬나드의 스텝 8에서 풋워크는 무엇인가?

남자와 여자 모두 볼 플랫.

Q.69 **Give the amount of turn on the** Promenade
and Counter Promenade **as Man**

No turn or slight body turn to L on 1 ; 1/8 to L between 1&2 ; Commence to turn to R on 3 ; 3/8 to R between 3 and 4 ; 1/8 to R between 4 and 5 ; 1/8 to R between 5 and 6, body turns less ; body completes turn on 7 ; 1/8 to L between 7 and 8

Q.69 프롬나드 앤 카운트 프롬나드에서 남자의 턴 양을 말하시오.

스텝 1에서 턴을 하지 않거나 왼쪽으로 살짝 몸을 돌린다. ; 스텝 1과 2사이에 왼쪽으로 1/8턴을 한다. ; 스텝 3에서 오른쪽으로 턴을 하기 시작한다. ; 스텝 3과 스텝 4사이에 오른쪽으로 3/8턴을 한다. ; 스텝 4와 스텝 5사이에 오른쪽으로 1/8턴을 한다. ; 스텝 5와 스텝 6사이에 오른쪽으로 1/8턴을 하고, 이때 몸은 덜 돈다. ; 스텝 7에서 몸은 완전히 턴한다. ; 스텝 7과 스텝 8사이에 왼쪽으로 1/8턴을 한다.

Q.70 **What is the position of the Lady's RF on step 4 in relation to her partner?**

Her RF will be forward and slightly to side. Her R toe will be almost opposite the Man's L toe, slightly to the right of his LF

Q.70 스텝 4에서 여자는 자신의 파트너를 기준으로 오른발의 위치는 무엇인가?

여자의 오른발을 앞으로 그리고 조금 옆으로 내딛는다. 이 때, 여자의 오른발 발가락은 남자 왼발 조금 오른쪽으로 남자의 왼쪽 발가락의 맞은편에 놓는다.

Q.71 In which direction are you moving on the last step of this figure?

The Man will be moving against LOD, facing diagonally to centre against LOD. The Lady will be moving against LOD facing diagonally to wall against LOD

Q.71 이 피겨의 마지막 스텝에서 어느 방향으로 움직이게 되는가?

남자는 역LOD 방향으로 움직여 역LOD 방향의 DC를 향한다. 여자는 LOD 방향으로 움직여 역LOD 방향의 DW를 향한다.

Q.72 What may follow the Promenade and Counter Promenade?

(Remember that the Associate only needs to give two follows). The Grand Circle is the most popular follow when the Promenade and Counter Promenade

is ended in its normal alignment. You may also use the Promenade Close or the Huit
(L&F: Spanish Line in Inverted Counter Promenade Position)

Q.72 프롬나드 앤 카운트 프롬나드의 후행피겨는?

(어쇼시에이트 응시생은 다음 두 개의 피겨만 말하면 된다는 것을 잊지 마시오.) 프롬나드 앤 카운트 프롬나드가 정상 방향으로 끝날 때, 그랜드 서클은 가장 인기 있는 후행 피겨이다. 프롬나드 클로즈나 휘트도 역시 사용할 수 있다.
(L&F: 인버티드 카운트 프롬나드 포지션에서 스페니쉬 라인을 할 수 있다.)

Q.73 Explain the two alternative alignments for the Promenade and Counter Promenade

They may be danced approaching a corner, 1-4 as chart ; 5-6 will move along the new LOD in Counter Promenade Position. Using two corners in a narrow room, 1-4 again as chart ; 5-6 moving along new LOD in Counter Promenade Position ; on 8 move along the second new LOD
(L&F: the following alignments and turn may be made to allow more progression on this figure. The

differences are as follows: 1-3 as chart ; 4-Backing diagonally wall having made 1/2 to R between 3 & 4 ; 5-Moving along LOD facing diagonally to centre, having made 1/4 to R between 4 & 5 ; 6-Pointing LOD, having made 1/8 to R between 5 and 6, body turns less ; 7-Facing LOD, body having completed the turn ; 8-Moving diagonally to centre facing LOD, making no turn. Remember that step 8 is diagonally forward in Promenade Position in this case)

Lady alignment and amount of turn: 1-4 as chart ; 5-Moving along LOD facing diagonally to wall, having made 1/8 to R between 4 & 5 ; 6-Facing diagonally wall, commencing to turn to R ; 7-Backing diagonally wall, having made 1/2 to R between 6 and 7 ; 8-Moving diagonally to centre facing centre, having made 1/8 to R between 7 and 8

Q.73 프롬나드 앤 카운트 프롬나드에 대한 두 개의 변형 방향을 설명하시오.

코너로 다가가며 출 때, 스텝 1-4는 차트처럼 춘다. ; 스텝 5-6은 카운트 프롬나드 포지션에서 새로운 LOD를 따라 움직이게 된다. 좁은 방에서 두 개의 코너를 이용하여 출 때는 스텝 1-4는 차트처럼 춘다. ; 스텝 5-6은 카운트 프롬나드 포지션에서 새로운 LOD를 따라 움직인다. 스텝 8은 두 번째 새로운 LOD를 따라 움직인다.

(L&F: 이 피겨에서 더 많은 진행을 하기 위해서 다음과 같은 방향으로 턴을 할 수도 있다. 정상 피겨와의 차이점은 다음과 같다: 스텝 1-3은 차트처럼 한다 ; 스텝 4-스텝 3와 4사이에 오른쪽으로 1/2턴을 돌고 난 후 DW 방향을 등진다 ; 스텝 5-스텝 4와 5사이에 오른쪽으로 1/4턴을 먼저 하고 난 후 LOD를 따라 움직이며 DC 방향을 향한다 ; 스텝 6-스텝 5와 6사이에 오른쪽으로 1/8턴을 한 후 LOD 방향으로 포인팅 한다. 이 때, 상체는 턴을 덜 한다 ; 스텝 7-몸이 나머지 턴을 완전히 돌고 나면 LOD를 향한다. ; 스텝 8-턴 없이 LOD를 향하고 DC 방향으로 움직인다. 이 경우에 스텝 8은 프롬나드 포지션에서 다이아거너리 포워드로 나아간다.)

여자의 연결동작과 턴 양은 다음과 같다. 스텝 1-4는 차트처럼 춘다 ; 스텝 5-스텝 4와 5사이에 오른쪽으로 1/8턴을 하고 나서 LOD를 따라 움직이며 DW 방향으로 향한다. ; 스텝 6-오른쪽으로 돌기 시작하여 DW를 향한다. ; 스텝 7-스텝 6과 7사이에 오른쪽으로 1/2턴을 돌고 DW를 등진다. ; 스텝 8-스텝 7과 스텝 8사이에 오른쪽으로 1/8턴을 하고 나서 DC 방향으로 움직이며 센터를 향한다.

Q.74 Now dance as Man the Promenade and Counter Promenade, **followed by the** Grand Circle

(Remember to show the figures accurately, with a good use of body shaping. Count in a clear voice - it is usually better to count two lots of 8, in other words 1-8 twice, but you could count 1.2 1.2 throughout if you wish)

Q.74 남자로 프롬나드 앤 카운트 프롬나드를 춘 다음 이어서 그랜드 서클을 추시오.
(셰이프를 잘 사용하여 피겨를 정확하게 보여주는 것을 잊지 마시오. 분명한 목소리로 카운트를 하시오. 보통 8박자를 두 번, 다시 말해서 1-8까지 두 번 카운트를 하는 것이 더 낫다. 그러나 원한다면 처음부터 끝까지 1.2 1.2로 카운트를 할 수도 있다.)

Q.75 Give the Man's foot positions on the Grand Circle

Commence in Promenade Position: 1-RF fwd and across LF in Promenade Position, small step, 2-3 Hold position, weight on RF ; 4-6 Twist to L with weight on both feet, allowing the feet to uncross. End with weight on LF in Promenade Position ; 7-RF fwd and across in Promenade Position and CBMP ; 8-Close LF to RF (If preferred, you could say "Dance a Promenade Close for 7 and 8")

Q.75 그랜드 서클에서 남자의 풋 포지션을 말하시오.
프롬나드 포지션으로 시작한다.: 스텝 1- 프롬나드 포지션에서 오른발을 작은 보폭으로 왼발과 교차하여 앞으로 내딛는다.; 스텝 2-3은 오른발에 체중을 싣고 그 자세를 그대로 유지한다.; 스텝 4-6은 두 발에 체중을 실은 상태로 왼쪽으로 트위스트 하면서 교차된 두 발을 푼다. 그 다음 왼발에 체중을 실은 상태에서 프롬나드 포지션으로 끝낸다.; 스텝 7-프롬나드 포지션에서 CBMP로 오른발을 교차하여 앞으로 내딛는다.; 스텝 8- 왼발을 오른발에 모은다. ("스텝 7과 스텝 8에 프롬나드 클로즈를 한다."라고 말할 수도 있다.)

Q.76 Now give the amount of turn.
No turn on 1 ; body turn to L on 2 and 3 ; 1/2 to L over 4-6 ; 1/8 to L between 6 and 7, body turns less ; body completes turn on 8

Q.76 턴 양을 말하시오.
스텝 1에 턴을 하지 않는다.; 스텝 2와 스텝 3에서 왼쪽으로 몸을 턴 시킨다.; 스텝 4-6에서 왼쪽으로 1/2턴을 한다. ; 스텝 6과 스텝 7사이에서 왼쪽으로 1/8턴을 하는데, 이 때 몸은 덜 돈다. ; 스텝 8에 상체를 완전히 턴 한다.

Q.77 Is it possible to make more turn?
Yes - a little more turn may be made on the Twist itself

Q.77 턴을 더 많이 할 수 있는가?
있다. 트위스트 턴 그 자체에서 조금 더 많은 턴을 할 수 있다.

Q.78 Could you dance 10 steps instead of 8 on the Grand Circle?
Two more counts may be added to the Twist giving a count of 1-8, 1-2, followed by a Chasse to the Right, count 3 4, thus maintaining correct phrasing

Q.78 그랜드 서클에서 8개의 스텝 대신에 10개 스텝으로 출 수 있는가?
카운트 1-8, 1-2를 하면서 트위스트에 2박자를 더 더할 수 도 있다. 그랜드 서클 다음에 카운트 3, 4에 샤세 투 레프트를 할 수도 있다. 이렇게 함으로써 정확한 프레이징을 유지하게 된다.

Q.79 Could you make a different amount of turn on steps 7 and 8

Yes - steps 7 and 8 are a Promenade Close, therefore different amounts of turn may be used. The Man could make no turn on 7 and 8, or he could make 1/8 to R. The Lady could make 1/4 to L between 7 and 8, or 1/8 to L

Q.79 스텝 7과 스텝 8에서 턴 양을 다르게 할 수 있는가?

있다. 스텝 7과 스텝 8은 프롬나드 클로즈이다. 따라서 턴 양이 다르게 사용될 수 있다. 남자는 스텝 7과 스텝 8에 턴을 하지 않거나, 오른쪽으로 1/8턴을 할 수 있다. 여자는 스텝 7과 스텝 8사이에 왼쪽으로 1/4턴을 하거나, 왼쪽으로 1/8턴을 할 수 있다.

Q.80 Give the Man's footwork then he dances the actual twisting action on steps 4-6

Pressure on balls of both feet with front foot flat

Q.80 스텝 4-6에서 실제로 트위스트 동작을 출 때, 남자의 풋 워크를 말하시오.

앞발이 플랫 상태에서 두 발의 볼로 마루를 누른다.

Q.81 What do you understand by front foot flat when dancing the Twist?

For the first part of the Twist the RF is the front foot and it remains flat. On the second part of the Twist the LF becomes the front foot; therefore the LF will be flat

Q.81 트위스트를 출 때, 앞발을 플랫 하는 것을 어떻게 이해하고 있는가?

트위스트의 첫 부분에서 오른발이 앞에 놓이고, 플랫 상태로 유지된다. 트위스트의 두 번째 부분에서는 왼발이 앞에 놓인 발이 된다. 따라서 왼발이 플랫 상태가 된다.

Q.82 How much turn is made overall by Man and Lady on the normal Grand Circle?

Man makes 5/8 turn to L ; Lady makes 7/8 turn to L

Q.82 정상 그랜드 서클에서 남자와 여자의 전체적인 턴 양이 얼마나 되는가?

남자는 왼쪽으로 5/8턴을 돌고, ; 여자는 왼쪽으로 7/8턴을 돈다.

Q.83 What is the construction of the Lady's steps of the Grand Circle?

A forward step on LF in Promenade Position and CBMP ; five Basic Movements forward circling around the Man in Promenade Position. She will finish with a Promenade Close

Q.83 그랜드 서클의 여자 스텝은 어떻게 구성되어 있는가?

프롬나드 포지션에서 CBMP로 왼발을 앞으로 내딛는다. ; 그리고 프롬나드 포지션으로 남자 주변을 원을 그리며 베이직 무브먼트 포워드의 5 스텝을 춘다. 그리고 여자는 프롬나드 클로즈로 끝낸다.

Q.84 Give the Man's foot positions on the Open Telemark

1-Slip Appel on RF ; 2-LF fwd in CBMP ; 3-RF to side ; 4-LF to side and slightly back in Promenade Position ; 5-RF fwd and across in Promenade Position and CBMP ; 6-Close LF to RF ; 7-RF to side ; 8-Close LF to RF

Q.84　오픈 텔레마크의 남자의 풋 포지션을 말하시오.
스텝 1-오른발로 슬립 아펠을 한다.; 스텝 2-CBMP로 왼발을 앞으로 내딛는다.; 스텝 3-오른발을 옆으로.; 스텝 4-프롬나드 포지션에서 왼발을 옆으로 그리고 조금 뒤로 한다.; 스텝 5-CBMP로 오른발을 교차하여 앞으로 내딛는다.; 스텝 6-왼발을 오른발에 모은다.; 스텝 7-오른발을 옆으로.; 스텝 8-왼발을 오른발에 모은다.

Q.85　What is the normal alignment for the Man on step 1 of the Open Telemark?
Commence facing LOD and turn to back diagonally wall against LOD

Q.85　오픈 텔레마크의 스텝 1에서 남자의 정상 얼라인먼트는 무엇인가?
LOD를 향해서 시작한다. 왼쪽으로 턴을 하여, 역 LOD 방향의 DW를 등진다.

Q.86　May the Open Telemark be commenced in any other alignment?
Yes - it may be commenced facing diagonally wall or it may commence facing centre or diagonally centre

Q.86 오픈 텔레마크를 다른 얼라인먼트에서 시작할 수 있는가?

있다. DW를 향해서 시작할 수도 있다. 센터 또는 DC를 향해서 시작할 수도 있다.

Q.87 **Is a Slip Appel danced when starting the Open Telemark facing centre or diagonally centre?**

No - a normal Appel would be danced

Q.87 센터나 DC방향을 향하여 오픈 텔레마크를 시작할 때 슬립 아펠을 하는가?

아뇨. 정상 아펠을 한다.

Q.88 **In this case, would step 2 be taken in CBMP?**

No - it would just be LF fwd

Q.88 이러한 경우에, 스텝 2는 CBMP에서 하게 되는가?

아뇨. -단지 왼발을 앞으로 내딛는다.

Q.89 What figure are you dancing on steps 5 and 6 of the Open Telemark?
A Promenade Close

Q.89 오픈 텔레마크의 스텝 5와 스텝 6에서 어떤 피겨를 추게 되는가?
프롬나드 클로즈

Q.90 If the Man turns to R on this Promenade Close would it change his foot position on step 4 of the Open Telemark?
Yes - Step 4 would be taken to the side in Promenade Position instead of side and slightly back

Q.90 만약 남자가 이 프롬나드 클로즈에서 오른쪽으로 턴을 한다면, 오픈 텔레마크의 스텝 4에서 남자의 풋 포지션은 바뀌게 되는가?
네. - 스텝 4는 프롬나드 포지션에서 옆으로 그리고 조금 뒤로 하는 대신에 옆으로 한다.

Q.91 Give the Lady's foot positions of the Open Telemark

1-Slip Appel on LF ; 2-RF back in CBMP ; 3-Close L heel to R heel ; 4-RF fwd and slightly rightwards in Promenade Position, R side leading ; 5-LF fwd in Promenade Position and CBMP ; 6-Close RF to LF ; 7-LF to side ; 8- Close RF to LF

Q.91 오픈 텔레마크의 여자 풋 포지션을 말하시오.

스텝 1-왼발로 슬립 아펠을 춘다. ; 스텝 2-CBMP로 오른발을 뒤로 놓는다. ; 스텝 3-왼발 힐을 오른발 힐에 모은다. ; 스텝 4-프롬나드 포지션에서 오른발을 약간 오른쪽 앞으로 내딛고 라이트 사이드 리딩을 춘다. ; 스텝 5-프롬나드 포지션에서 CBMP로 왼발을 앞으로 내딛는다. ; 스텝 6-오른발을 왼발에 모은다. ; 스텝 7-왼발을 옆으로. ; 스텝 8-오른발을 왼발에 모은다.

Q.92 Now give the Lady's amount of turn

1/8 to L on 1 ; continue to turn to L on 2 ; 3/8 to L between 2 and 3, body turns less ; slight body turn to L on 4 ; 1/8 to L between 4 and 5 ; 3/8 between 5 and 6 ; no turn on 7 or 8

Q.92 여자의 턴 양을 말하시오.
　　　스텝 1에서 왼쪽으로 1/8턴을 한다. ; 스텝 2에서 왼쪽으로 계속 턴을 한다. 스텝 2와 스텝 3사이에서 왼쪽으로 3/8턴을 한다. 이 때, 몸은 덜 턴한다. ; 스텝 4에 왼쪽으로 몸을 약간 턴한다. ; 스텝 4와 스텝 5사이에 왼쪽으로 1/8턴을 한다. ; 스텝 5와 스텝6사이에 3/8턴을 한다. ; 스텝 7이나 8에는 턴을 하지 않는다.

Q.93 **What may follow step 4 of the Open Telemark?**
　　　The Huit or the Grand Circle
(L&F: Spanish Line in Inverted Counter Promenade Positions)

Q.93 오픈 텔레마크의 스텝 4 뒤에 올 수 있는 후행 피겨는 무엇인가?
휘트나 그랜드 서클
(L&F: 인버티드 카운트 프롬나드 포지션에서 스페니쉬 라인')

Q.94 **Dance 1-4 of the Open Telemark, followed by 3-8 of the Promenade, and explain how you maintain good phrasing**
Dance a Chasse to R or two Sur Place before

dancing the Open Telemark for count 1.2, thus commencing the Open Telemark on beat 3. Alternatively a Chasse to Right or two Sur Place could be used at the end of the group on beats 3 and 4 of the musical phrasing

Q.94 오픈 텔레마크 스텝 1-4를 춘 다음에 프롬나드 스텝 3-8을 추시오. 그리고 좋은 프래이징을 유지하는 방법을 설명하시오.

카운트 1, 2동안 오픈 텔레마크를 추기 전에 오른쪽으로 샤세를 하거나 서 플레이스를 두 번 한다. 따라서 카운트 3에 오픈 텔레마크를 시작하게 된다. 다른 방법으로는 프래이징의 카운트 3와 4에서 일련의 동작 끝에 샤세 투 라이트 또는 두 번의 서 플레이스를 사용할 수도 있다.

제 3 장 LICENTIATE
라이센시에이트

Q.95 Dance La Passe as Man counting in beats and bars

12.22.32.42.52.62.72.82 - 8 bars. Take care when stepping forward on steps 7, 10 and 13 that you step on the correct beat. On steps 7 and 13 you will step forward on beat 1. On step 10 you will step forward on beat 2

Q.95 비트 앤 바로 카운트 하면서 남자로 라 빠세를 추시오.

12.22.32.42.52.62.72.82 이고 8소절이다. 스텝 7, 10 그리고 13에서 발을 앞으로 할 때 정확한 스텝을 하도록 조심하시오. 스텝 7과 13에서는 첫 박자에 발을 앞으로 내딛고 스텝 10에서는 두 번째 박자에서 발을 앞으로 내딛는다.

Q.96 Now give the foot positions as Man

It is a good idea to take a short cut on the first part by saying "The foot positions on 1-6 are those of the Sixteen", and then just dance them counting 1.2.3.4.5.6. then mention that step 6 is a little smaller. Step 7-RF fwd ; hold position for 8.9 ; 10-LF fwd ; hold position for 11.12 ; 13-RF fwd ; hold position for 14.15 ; Close LF to RF on 16

Q.96	남자의 풋 포지션을 말하시오.
"스텝 1-6의 풋 포지션은 식스틴의 풋 포지션과 같다."라고 말함으로서 첫 부분에서 지름길을 택하는 것도 좋은 생각이다. 그 다음 실제로 1.2.3.4.5.6.라고 카운트만 하면서 스텝 1-6을 춘다. 그 다음 스텝 6은 조금 더 작은 보폭이라는 것을 언급한다.스텝 7-오른발을 앞으로 ; 스텝 8, 9 동안 그 자세를 그대로 유지한다. ; 스텝 10-왼발을 앞으로 ; 스텝 11, 12 동안 그 자세를 그대로 유지한다 ; 스텝 13-오른발을 앞으로 ; 스텝 14, 15 동안 그 자세를 그대로 유지한다 ; 스텝 16에서 왼발을 오른발에 모은다.

Q.97	What footwork is used on the forward steps 7, 10 & 13?
They may be heel flat or ball flat

Q.97	포워드 스텝 7, 10와 13에 사용된 풋워크는 무엇인가?
힐 플랫이나 볼 플랫이다.

Q.98 Now dance La Passe as Lady and explain the steps that differ from those of the Sixteen

Steps 1-6 are the same. Step 7 is side and slightly back instead of to the side ; Step 8 is RF to the side instead of replacing weight to RF. The alignment on step 8 is little different - it is moving diagonally to centre against LOD facing diagonally wall against LOD ; 9-the same ; 10-RF to side and slightly back instead of to the side ; 11-LF to side instead of replacing weight and it is moving diagonally to centre facing diagonally to wall ; 12-the same ; 13-LF to side and slightly back instead of to side ; 14-RF to side instead of replacing, and it is moving diagonally to centre against LOD, facing diagonally wall against LOD ; 15-16 the same as the Sixteen

Q.98 여자로 라 빠세를 추고 식스틴의 스텝과 다른 스텝을 설명하시오.

스텝 1-6은 식스틴과 같다. 스텝 7은 옆으로 놓는 대신에 옆으로 그리고 조금 뒤로 놓는다. ; 스텝 8은 오른발로 체중을 리플레스하는 대신 오른발을 옆으로 놓는다. 스텝 8에서 얼라인먼트는 거의 차이가 없다.- 역LOD 방향의 DW를 향한다 ; 스텝 9-똑같다 ; 스텝 10-오른발을 옆으로 하는 대신에 옆으로 그리고 조금 뒤로 놓는다 ; 스텝 11-왼발에 체중을 리플레스하는 대신에 옆으로 놓는다. 그리고 DC방향으로 움직이며 DW를 향한다 ; 스텝 12-똑같다 ; 스텝 13-왼발을 옆으로 놓는 대신에 옆으로 그리고 조금 뒤로 놓는다. ; 스텝 14-오른발에 체중을 리플레스하는 대신 옆으로 놓는다. 그리고 센터를 향해 역LOD 방향의 DC로 움직여서 역LOD 방향의 DW를 향한다. 스텝 15-16은 식스틴과 같다.

Q.99 **What differences occur on the last two steps of La Passe when the Banderillas are to follow?**
Man will make Lady take a longer forward step towards his L side on step 15 of the La Passe, and on 16 they will end almost L hip with a type of Promenade shape

Q.99 **반데리야스가 후행 피겨로 올 때, 라 빠세의 마지막 두 스텝에 어떤 차이점이 일어나는가?**
라 빠세의 스텝 15에서 남자는 여자가 그의 왼쪽 옆을 향해 좀 더 긴 스텝을 앞으로 내딛게 한다. 그리고 스텝 16에서 남자와 여자는 왼쪽 힙을 거의 프롬나드 셰이프 형태로 끝낸다.

Q.100 What other precedes do you know to the Banderillas other than La Passe?
The Huit or the Sixteen

Q.100 라 빠세 외에 반데리야스의 다른 선행 피겨로 무엇을 알고 있는가?
휘트나 식스틴

Q.101 Explain the commencing position for the Banderillas
The Lady will be on the Man's L side, almost L hip to L hip, with a type of Promenade shaping. Both Man and Lady will focus their eyes towards their partner

Q.101 반데리야스를 시작하는 자세를 설명하시오.
프롬나드 세이프 형태로 왼쪽 힙끼리 거의 서로 마주하는 자세로 여자가 남자의 왼쪽에 선다. 남자와 여자 둘 다 상대방의 눈을 응시한다.

Q.102 Describe the Banderillas as Man

Commence with Lady on L side, almost L hip to L hip, in a type of Promenade shape, and dance four Sur Place(1234). Appel on RF(5). LF to side, wide step(6). Close RF to LF, now on Lady's R side, almost R hip to R hip in a type of Counter Promenade shape(7). Sur Place LF(8), RF fwd OP(1) ; LF to side and slightly back, small step in Promenade Position(2) ; Five Basic Movements back commencing with RF and curving to L to end backing centre(34567). Close LF to RF(8)

Q.102 남자로 반데리야스를 설명하시오.

프롬나드 세이프 형태로 왼쪽 힙이 서로 마주하는, 여자가 남자의 왼쪽에 서있는 자세에서 시작한다. 서 플레이스를 네 번 한다(1234). 오른발로 아펠을 한다(5). 넓은 보폭으로 왼발을 옆으로 한다(6). 오른발을 왼발에 모은다. 이제는 카운트 프롬나드 세이프 형태로 오른쪽 힙끼리 서로 마주보는 자세로 남자가 여자의 오른쪽에 서있다(7). 왼발로 서 플레이스를 한다(8). ; 아웃사이드 파트너 상태로 오른발을 앞으로(1). ; 왼발을 작은 보폭으로 옆으로 그리고 조금 뒤로 놓고 프롬나드 포지션을 만든다(2). ; 오른발로 시작하여 왼쪽으로 곡선을 그리면서 베이직 무브먼트의 스텝을 다섯 번 뒤로 하고, 센터를 등지며 끝난다(34567). 왼발을 오른발에 모은다(8).

Q.103 Now give the Lady's amount of turn on the Banderillas

There is no turn on steps 1-9; 1/8 to R between 9 and 10; 5/8 to L over 11-15; no turn on 16

Q.103 반데리야스에서 여자의 턴 양이 얼마나 되는지 말하시오.

스텝 1-9에 턴을 하지 않는다. 스텝 9와 10 사이에 오른쪽으로 1/8턴을 한다. 스텝 11-15에서 왼쪽으로 5/8턴을 한다. 스텝 16에서는 턴을 하지 않는다.

Q.104 When dancing the Banderillas where are the eyes focused?

The Man and Lady focus their eyes towards their partner throughout the figure

Q.104 반데리야스를 출 때, 어느 부분에서 남자와 여자가 눈의 초점을 맞추는가?

남자와 여자는 피겨 처음부터 끝까지 파트너의 눈에 초점을 둬야 한다.

Q.105 **What do the first four steps of the** Twist Turn **resemble?**

Those of the Promenade or the Sixteen

Q.105 **트위스트 턴**의 첫 번째 네 개의 스텝은 무엇을 닮았는가?

프롬나드나 식스틴의 스텝과 유사하다.

Q.106 **Describe the foot positions for the Man's steps 5 and 6 of the** Twist Turn

5-Cross RF behind LF, slightly back ; 6-Twist to R with weight on both feet allowing the feet to uncross ; end with weight on LF slightly back

Q.106 **트위스트 턴**의 남자 스텝 5와 6의 **풋 포지션**을 말하시오.

스텝 5-오른발을 왼발 뒤로 약간 뒤쪽에서 교차시킨다. ; 스텝 6-두 발에 체중을 싣고 오른쪽으로 트위스트를 하면서 교차된 발이 풀어지도록 한다. 왼발에 체중을 실으면서 약간 뒤로 놓고 끝낸다.

Q.107 What is his footwork on the actual Twist?
He twists with pressure on balls of both feet, ending with LF flat

Q.107 실제로 트위스트를 할 때, 남자의 풋워크는 무엇인가?
두 발의 볼로 마루를 누르면서 트위스트를 하고, 왼발을 플랫 상태로 하고 끝낸다.

Q.108 Give the Lady's alignment for the Twist Turn
1-Facing centre ; 2-Along LOD facing diagonally to centre ; 3-Pointing LOD ; 4-Facing LOD ; 5-Down LOD facing diagonally wall ; 6-Facing wall ; 7-Backing LOD ; 8-Backing LOD

Q.108 트위스트 턴에 있어 여자의 얼라인먼트를 말하시오.
스텝 1-센터를 향한다. ; 스텝 2-LOD 방향을 따라 DC를 본다. ; 스텝 3-LOD를 포인팅한다. ; 스텝 4-LOD를 본다. ; 스텝 5-LOD를 따라 내려가며 DW를 본다. ; 스텝 6-벽을 본다. ; 스텝 7-LOD를 등진다. ; 스텝 8-LOD를 등진다.

Q.109 Explain the shaping used on the Fallaway Reverse Turn

Commence a Promenade shape on step 2 ; achieve Promenade shape on 3 and maintain the Promenade shape on 4 ; achieve Counter Promenade shape on 5 ; commence Promenade shape on 6 ; achieve Promenade shape on 7 ; maintain Promenade shape on 8

Q.109 팔러웨이 리버스 턴에서 사용되는 세이핑을 설명하시오.

스텝 2에서 프롬나드 세이프를 시작한다. ; 스텝 3에서 프롬나드 세이프을 완성한다. ; 스텝 4에 프롬나드 세이프을 유지한다. ; 스텝 5에서 카운트 프롬나드 세이프을 완성한다. ; 스텝 6에서 프롬나드 세이프을 시작한다. ; 스텝 7에 프롬나드 세이프을 완성하고 ; 스텝 8에 프롬나드 세이프을 유지한다.

Q.110 What is the Man's footwork on step 5 of the Fallaway Reverse Turn(The Pivot)?

Ball, heel, ball, with foot flat

Q.110 팔러웨이 리버스 턴의 스텝 5(피봇)에서 남자의 풋워크는 무엇인가?

플랫 상태에서 볼, 힐, 볼이다.

Q.111 How much turn may be made on this Pivot?
　　　　Normally 1/8 turn is made to face diagonally wall, but 1/4 to L may be made to face LOD, then 1/8 or 1/4 between steps 6 and 7 to face either diagonally centre or centre

Q.111 이 피봇에서 턴 양은 얼마인가?
　　　　일반적으로 1/8턴을 돌아 DW을 향한다. 그러나 왼쪽으로 1/4턴을 하여 LOD를 볼 수도 있다. 그 다음 스텝 6과 스텝 7사이에 1/8턴이나 1/4턴을 하여 DC나 센터를 본다.

Q.112 Give the Lady's foot positions on the Fallaway Reverse Turn
1-Slip Appel on LF ; 2-RF back in CBMP ; 3-LF back in Fallaway with L side leading ; 4-RF back in CBMP and Fallaway, small step, LF held in CBMP ; 5-LF fwd in CBMP, small step, RF held in CBMP ; 6-RF back and slightly rightwards ; 7-LF to side ; 8-Close RF to LF

Q.112 팔러웨이 리버스 턴에서 여자의 풋 포지션을 말하시오.
스텝 1-왼발로 슬립 아펠.; 스텝 2-CBMP로 오른발을 뒤로 놓는다.; 스텝 3-레프트 사이드 리딩을 하면서 팔러웨이 자세에서 왼발을 뒤로. ; 스텝 4-CBMP로 오른발을 작은 보폭으로 뒤로 놓는다. 그리고 왼발을 CBMP로 들어올린다. ; 스텝 5-CBMP로 왼발을 작은 보폭으로 앞으로 내딛는다. 그리고 CBMP로 오른발을 들어올린다. ; 스텝 6-오른발은 약간 오른쪽으로 뒤로 놓는다. ; 스텝 7-왼발을 옆으로. ; 스텝 8-오른발을 왼발에 모은다.

Q.113 Now give the Lady's amount of turn

1/8 to L on 1 ; continue to turn to L on 2 ; no turn on 3 ; 5/8 to L on 4, the Pivot ; 1/8 to L on 5, again Pivot ; continue to turn to L on 6 ; 1/8 to L between 6 and 7 ; no turn on 8

Q.113 여자의 턴 양을 말하시오.

스텝 1에서 왼쪽으로 1/8턴 한다. ; 스텝 2에서 왼쪽으로 계속 턴을 한다. ; 스텝 3에서는 턴을 하지 않는다. ; 스텝 4에 피봇으로 왼쪽으로 5/8턴을 한다. ; 스텝 5에 다시 피봇하며 왼쪽으로 1/8턴 한다. ; 스텝 6에 왼쪽으로 계속 턴을 한다. ; 스텝 6과 7사이에 왼쪽으로 1/8턴을 한다. ; 스텝 8에 턴을 하지 않는다.

Q.114 **As Man or Lady, dance the** Coup de Pique **counting in** beats and bars

As you dance count 1.2.2.2.3.2.&4.2 - 4 bars

Q.114 **비트 앤 바로 카운트 하며 꾸데삐끄를 남자와 여자로 추시오.**

춤을 추면서 1.2.2.2.3.2.&4.2로 카운트를 하시오. 모두 4소절이다.

Q.115 **Now give the beat value on each step**
1.1.1.1.1.1/2.1/2.1.1

Q.115 **각 스텝에서 박자 값을 말하시오.**
1.1.1.1.1.1/2.1/2.1.1

Q.116 **On which steps of the** Coup de Pique **is elevation used?**

It is used on 2 and 4, and it is optional on steps 6-9

Q.116 **꾸데삐끄의 몇 번째 스텝에서 엘리베이션을 사용하는가?**

스텝 2와 4에서 사용되고, 스텝 6-9는 선택적으로 사용할 수 있다.

Q.117 May the Coup de Pique be commenced in other alignments?

Yes - depending on the previous figure

Q.117 꾸데삐끄를 다른 얼라인먼트에서 시작할 수 있는가?

있다. -이전 피겨에 따라 다르지만 사용할 수 있다.

Q.118 On which steps of the Coup de Pique do the heels not touch the floor?

The heels do not touch the floor on steps 2-7. 8&9 are optional, they may be ball or ball flat

Q.118 꾸데삐끄의 몇 번째 스텝에서 힐이 바닥에 닿지 않는가?

스텝 2-7에서 힐이 바닥에 닿지 않는다. 스텝 8과 9에서는 선택적으로 할 수 있고 볼이나 볼 플랫을 할 수도 있다.

Q.119 May more turn be made on the Coup de Pique?

Yes - on steps 1-6 a 1/4 turn may be made on each step

Q.119 꾸데삐끄에서 더 많이 턴을 할 수 있는가?
있다. 스텝 1-6에서 각 스텝마다 1/4턴을 할 수 있다.

Q.120 When are the arms lowered, and when are they returned to their normal position?
They are lowered on step 1, returning to normal position on 2. Lowered again on 3, returning to normal position on 4. Lowered again on 5, returning to normal position on 6

Q.120 팔은 언제 내리는가? 또, 언제 팔이 정상 포지션으로 되돌아가는가?
팔은 스텝 1에 낮추고, 스텝 2에 정상 포지션으로 되돌아간다. 스텝 3에 다시 낮추고, 스텝 4에 정상 포지션을 되돌아간다. 스텝 5에 다시 낮추고, 스텝 6에 정상 포지션으로 되돌아간다.

Q.121 Explain the alternative ways of dancing the Coup de Pique and give the beat values for each step
Dance 1-4 of the normal Coup de Pique(1.2.3.4). A Sur Place on the LF, Lady RF(&). Repeat steps 1-3 of

the Coup de Pique(5.6.7). A Chasse to R turning to face partner(&8). The beat value on each step would be 1.1.1.1/2.1/2.1.1.1/2.1/2.1. Another method would be to dance 1-4 of the Coup de Pique(1.2.3.4.) ; Sur Place on LF, Lady RF(&) ; Repeat 1-4 of the Coup de Pique(5.6.7.8). This would leave the LF free for the Man to follow with the LF Variation. The beat value on each step would be 1.1.1.1/2.1/2.1.1.1

(F: 1-4 of the Coup de Pique is an effective way of changing feet. If it is commenced on the first beat of the bar it is used as a precede to the LF Variation. If it is commenced on the second beat of the bar; it is used to return to the normal LF step on beat 2 of the music)

Q.121 꾸데삐끄를 추는 변형 방법을 설명하고, 각 스텝의 박자 값을 말하시오.

꾸데삐끄의 스텝 1-4를 춘다(1.2.3.4). 남자는 왼발로, 여자는 오른발로 서 플레이스를 한다(&). 꾸데삐끄의 스텝 1-3을 반복한다(5,6,7). 샤세 투 라이트를 하며 돌아서 파트너를 마주본다(&8). 각 스텝의 박자 값은 1.1.1.1/2.1/2.1.1.1/2.1/2.1.이다. 또 다른 방법은 꾸데삐끄의 스텝 1-4를 춘다(1.2.3.4). ; 남자는 왼발로 여자는 오른발로 서 플레이스를 한다(&). ; 꾸데삐끄의 스텝 1-4를 반복한다(5.6.7.8). 왼발을 자유롭게 남겨두어 뒤에 올 레프트 풋 베리에이션을 할 수 있도록 한다. 각 스텝의 박자 값은 1.1.1.1/2.1/2.1.1.1이다.
(F: 꾸데삐끄의 스텝 1-4는 발을 바꾸는데 효과적인 방법이다. 음악 소절의 첫 박자에 시작한다면 레프트 풋 베리에이션의 선행 피겨로 사용될 수 있다. 소절의 두 번째 박자에서 시작한다면 2번째 박자에 정상적인 왼발 스텝으로 돌아가는 데 사용된다.)

Q.122 Dance the LF Variation as Man counting in beats and bars
Count 1.2.2.2 a3.2.4.2 - 4 bars

Q.122 비트 앤 바로 카운트 하면서 남자로 레프트 풋 베리에이션를 추시오.
1.2.2.2. a3.2.4.2로 카운트 한다. - 모두 4소절.

Q.123 Dance the LF Variation as Lady giving the beat value on each step
1.1.1.3/4.1/4.1.1.1

Q.123 각 스텝에서 박자 값을 말하면서 여자로 레프트 풋 베리에이션을 추시오.
1.1.1.3/4.1/4.1.1.1

Q.124 What is the foot position on step 3 as Man and Lady?
Man is LF fwd and slightly leftwards, Lady is RF back

Q.124 스텝 3에서 남자와 여자의 풋 포지션은 무엇인가?
남자는 왼발을 약간 왼쪽 앞으로 하고, 여자는 오른발을 뒤로 한다.

Q.125 What practical use has the LF Variation?
It is used as a method of changing feet to get back again onto the correct foot, (RF Man and LF Lady) on the first beat of a bar

Q.125 레프트 풋 베리에이션이 실제 어떻게 사용되는가?
음악 한 소절의 첫 박자에서 정확한 발(남자는 오른발 여자는 왼발)로 다시 돌아가는 발 바꾸는 방법으로 사용된다.

Q.126 Is there any turn on this figure?
No actual turn, but there is a slight body turn to R on step 4 and a slight body turn to L on step 5

Q.126   이 피겨에서 턴이 있는가?
　　　　실제로는 턴을 하지 않는다. 그러나 스텝 4에서 몸을 약간 오른쪽으로, 그리고 스텝 5에서 몸을 약간 왼쪽으로 돌릴 수 있다.

Q.127   **Explain the arm position on steps 3 and 4 of a** Spanish Line
The arms are held in a curved shape from the shoulder to the hand, the hand at chest height, and the fingers in line, and approximately 30cm(12 inches) from the centre of the body, with the palm inwards. The other hand is level and approximately 30cm (12 inches) diagonally back from the hip with the palm outwards, or it may be raised high above the head on the fourth step with the palm inwards, and fingers directly above the head

Q.127   **스페니쉬 라인**의 스텝 3과 4에서 팔 위치에 대해 설명하시오.
팔은 어깨부터 손까지 부드러운 곡선을 유지하면서 손은 가슴높이에, 손가락은 가지런하게 한다. 또 손바닥이 안쪽을 향하게 하면서 팔은 몸의 중심에서 대략 30cm(12인치)정도 떨어져 있게 한다. 다른 손은 평행을 유지하면서 손바닥을 밖으로 향하게 하여 힙에서부터 대략 30cm(12인치)정도 다이아거널리 백 방향에 둔다. 혹은 손바닥이 안쪽을 향하게 하면서 4번째 스텝에서 머리 위로 높이 올릴 수도 있고 손가락을 바로 머리 위로 올릴 수도 있다.

Q.128 Name the precedes to the Spanish Line in Inverted Counter Promenade Position

Ecart ; Promenade to Counter Promenade ; 1-4 of Open Telemark
(F: Fallaway Reverse Turn with Open Telemark ending ; Travelling Spins from Promenade Position)

Q.128 인버티드 카운트 프롬나드 포지션에서 스페니쉬 라인의 선행 피겨를 말하시오.

에카르트 ; 프롬나드 투 카운트 프롬나드 ; 오픈 텔레마크의 스텝 1-4
(F: 오픈 텔레마크로 끝나는 팔러웨이 리버스 턴 ; 프롬나드 포지션에서 시작하는 트래블링 스핀)

Q.129 What may follow the Spanish Line in Inverted Counter Promenade Position?

Spanish Line in Inverted Promenade Position ; Flamenco Taps in Inverted Counter Promenade Position

Q.129 인버티드 카운트 프롬나드 포지션에서 스페니쉬 라인 다음에 오는 피겨는?

인버티드 프롬나드 포지션에서 스페니쉬 라인. ; 인버티드 카운트 프롬나드 포지션'에서 플라밍고 탭.

Q.130 Explain the Falamenco Taps in Inverted Counter Promenade Position and give the beat value on each step

Man will commence with LF, Lady RF. Man's steps are: Replace weight fwd to LF, toe turned out(1) ; Tap RF behind LF twice on toe with the R toe behind L toe and the toe turned out(2&) ; RF back, small step, with toe turned out(3) ; place LF into Spanish Line position(4). The beat value on each step is 1.1/2.1/2.1.1

Q.130 인버티드 카운트 프롬나드 포지션에서 플라밍고 탭을 설명하고, 각 스텝의 박자 값을 말하시오.

남자는 왼발로 여자는 오른발로 시작한다. 남자 스텝은 체중을 왼발에 리플레스하면서 토 턴 아웃 한다(1). ; 왼발 뒤에서 오른발 발가락으로 두 번 탭을 한다. 이 때 왼발 발가락 뒤에 오른발 발가락이 있고 토 턴 아웃 상태이다(2&). ; 오른발을 작은 보폭으로 뒤로 놓으면서 토 턴 아웃 한다(3). ; 왼발을 스페니쉬 라인 포지션으로 놓는다(4). 각 스텝의 박자 값은 1.1/2.1/2.1.1이다.

Q.131 Show the Deplacement as Man, explaining the suggested styling that could be used for the more advanced pupils

Count 2-lower the joined hands using an outward circular movement so that the hand comes to or towards the hip. Return to normal hold over steps 3&4. Alternatively keep the hands down on 3&4 returning to normal position on 1 of the following figure

Q.131 더 고급반 학생들을 위해서 사용할 수 있도록 제시된 스타일링을 설명하면서 남자로 디플레이스먼트를 추시오.

카운트 2에 손이 힙 방향이나 힙으로 오기 위해서는 바깥쪽으로 원을 그리면서 잡은 손을 내린다. 스텝 3와 4에 정상 홀드로 돌아간다. 다른 방법으로는 스텝 3와 4에서 손을 아래로 내리면서 다음 피겨의 스텝 1에 정상 포지션으로 돌아간다.

제 4 장 FELLOW
펠로우

Q.132 **Dance as Man or Lady the** Syncopated Separation **with Ending 1 (2-4 of Attack and Sur Place) followed by the LF Variation, counting in beats and bars**
1.2.2.2.3.2.4.2 a 5a2 6&2 7.2 8.2 9.2 10.2 11.2 12.2 a 13.2 14.2 - 14 bars

Q.132 **엔딩 1 (어택과 서 플레이스의 스텝 2-4)으로 끝나는 신코페이티드 세퍼레이션을 하고 그 다음 레프트 풋 베리에이션을 비트 앤 바로 카운트하면서 남자와 여자로 추시오.**
1.2.2.2.3.2.4.2 a 5a2 6&2 7.2 8.2 9.2 10.2 11.2 12.2 a 13.2 14.2 - 14소절.

Q.133 **Dance as Lady the** Syncopated Separation **giving the beat value on each step**
1.1.1.1.1.1.1.3/4.1/4.3/4.1/4.1.1/2.1/2.1.1.1.1.1

Q.133 **각 스텝의 박자 값을 말하면서 신코페이티드 세퍼레이션을 여자로 추시오.**
1.1.1.1.1.1.1.3/4.1/4.3/4.1/4.1.1/2.1/2.1.1.1.1.1

Q.134 Give the foot positions as Man

Commence in Closed or Contact Position and dance the first four steps of the Separation(1 2 3 4). Dance 4 steps back, crossing loosely behind on each step, starting with the RF(5 6 7 8). Close RF to LF(a). Point LF to side without weight with R knee flexed(1). Close LF to RF(a). Point RF to side without weight with L knee flexed(2). RF back in CBMP, toe turned in(3). LF to side and slightly fwd(&). RF fwd in CBMP OP, small step(4). Twist to L allowing the feet to uncross and end with RF back with weight on RF(5 6 7 8)

Q.134 남자의 풋 포지션을 말하시오.

클로즈드나 컨택 포지션으로 시작한다. 세퍼레이션의 처음 4 스텝을 춘다(1 2 3 4). 오른발로 시작해서 각 스텝마다 발을 뒤로 느슨하게 교차하면서 4 스텝을 뒤로 춘다(5 6 7 8). 오른발을 왼발에 모은다(a). 오른쪽 무릎을 구부리면서 체중 없이 왼발을 옆으로 포인트 한다(1). 왼발을 오른발에 모은다(a). 왼쪽 무릎 구부리면서 체중 없이 오른발을 옆으로 포인트 한다(2). CBMP로 오른발 뒤로 놓으면서 토 턴 인 한다(3). 왼발을 옆으로 그리고 조금 앞으로 내딛는다(&). 아웃사이드 파트너 자세에서 CBMP로 오른발을 작은 보폭으로 앞으로 딛는다(4). 왼쪽으로 트위스트하면서 두 발의 교차 상태가 풀어지도록 하고 오른발을 뒤로 놓아 체중을 싣고 끝낸다(5 6 7 8)

Q.135 On which step is the normal hold regained with R hand?
Step 15

Q.135 어떤 스텝에서 오른손으로 정상 홀드를 다시 하는가?
스텝 15.

Q.136 May this figure be danced with hold?
Yes, Hold may be retained throughout, the Man lowering and extending his arms on step 2

Q.136 이 피겨를 홀드하고 출 수도 있는가?
있다. 스텝 2에서 남자는 양팔을 낮추고 뻗으면서 홀드를 처음부터 끝까지 유지할 수도 있다.

Q.137 Explain the three endings to the Syncopated Separation
Ending 1 is 2-4 of the Attack and a Sur Place, (LF fwd in CBMP on 1), RF to side(2). Close LF to RF(3). Sur Place RF(4). Ending 2 is a Syncopated Chasse to R: LF fwd in CBMP(1) ; RF to side(2) ; Close LF to RF(&) ; dance a Chasse to side(34).

Ending 3 is the Drag: LF fwd in CBMP(1) ; Flexing L knee, RF to side, wide step with R knee flexed(2) ; Commence to close LF to RF slowly straightening R knee(3) ; Close LF to RF(4)

Q.137 신코페이티드 세퍼레이션의 3가지 엔딩 동작을 설명하시오.

엔딩 1은 어택 스텝 2-4 그리고 한 번 서 플레이스, (스텝 1에서 CBMP로 왼발 앞으로 딛는다), 오른발을 옆으로(2). 왼발을 오른발에 모은다(3). 오른발 서 플레이스(4). 엔딩 2는 신코페이티드 샤세 투 라이트: CBMP로 왼발을 앞으로 딛는다(1). ; 오른발을 옆으로(2). ; 왼발을 오른발에 모은다(&). ; 사이드 샤세(3 4). ; 엔딩 3는 드래그: CBMP로 왼발 앞으로 딛는다(1). ; 왼쪽 무릎을 구부리며 오른발을 옆으로 넓게 벌리면서 오른쪽 무릎을 구부린다(2) ; 천천히 오른쪽 무릎 펴면서 왼발을 오른발에 모으기 시작한다(3) ; 왼발을 오른발에 모은다(4).

Q.138 What could follow ending 1?
The LF Variation or any other method of changing feet

Q.138 엔딩 1 다음 후행 피겨는?
레프트 풋 베리에이션 또는 풋 체인지의 다른 방법.

Q.139   Explain the Man's steps for the Travelling
        Spins from Promenade Position
Appel on RF(1) ; LF to side in Promenade Position(2) ; RF fwd and across in CBMP(3) ; Repeat LF to side in Promenade Position(4) ; Repeat steps 3 and 4 twice more(5 6 7 8)

Q.139   프롬나드 포지션에서 하는 트래블링 스핀의 남
        자 스텝을 설명하시오.
오른발로 아펠한다(1) ; 프롬나드 포지션에서 왼발을 옆으로(2). ; CBMP로 오른발을 앞으로 교차해서 딛는다(3). ; 프롬나드 포지션에서 왼발 옆으로 반복(4). ; 스텝 3와 4를 두 번 더 반복한다(5 6 7 8).

Q.140   Is the shaping on the first two steps similar
        to the Promenade or other figures that start with an Appel to Promenade Position?
No - a Counter Promenade Position shape is commenced on step 1, and achieved on step 2

Q.140   처음 두 스텝의 세이핑이 프롬나드 또는 아펠로
        시작해서 프롬나드 포지션으로 가는 다른 피겨와 비슷한가?
아뇨. -스텝 1에서 카운트 프롬나드 포지션 세이프가 시작된다. 스텝 2에서 완성된다.

Q.141 On which step of the Travelling Spins from Promenade Position **does the Man release hold with his R hand?**
He releases hold with his R hand on step 3

Q.141 프롬나드 포지션에서 하는 트래블링 스핀의 어떤 스텝에서 남자가 오른손 홀드를 풀어 주는가?
스텝 3에서 오른손 홀드를 풀어준다.

Q.142 Where is his upper body facing on steps 2-8?
His body is facing approximately to wall on these steps

Q.142 스텝 2-8에서 남자의 몸은 어디를 향하고 있나?
이 스텝에서 남자의 몸은 대략 월을 향하고 있다.

Q.143 What is the Man's footwork on step 2-8?
His footwork may be heel flat or ball flat on each step

Q.143 스텝 2-8에서 남자의 풋워크는 무엇인가?
각 스텝에서 힐 플랫 또는 볼 플랫이다.

Q.144 Give the Lady's foot positions and alignment on steps 1-4 of the Travelling Spins from Promenade Position

Appel of LF, facing centre(1) ; RF to side in Promenade Position, along LOD pointing diagonally centre(2) ; LF fwd in CBMP, then turn under arm on LF to end with RF crossed loosely in front without weight, Spiral Turn, facing LOD, end facing centre(3) ; RF to side in Promenade Position along LOD facing diagonally centre(4)

Q.144 프롬나드 포지션에서 하는 트래블링 스핀의 스텝 1-4를 할 때, 여자의 풋 포지션과 얼라인먼트를 말하시오.

센터를 보며 왼발로 아펠한다(1). ; 프롬나드 포지션에서 LOD를 따라서 DC 방향으로 오른발을 옆으로 포인팅 한다(2). ; CBMP로 왼발 앞으로 내딛고 왼발을 축으로 팔 밑에서 턴을 하여 오른발이 체중 없이 왼발 앞에서 느슨하게 교차하는 스파이럴 턴을 춘다. 이 때, LOD를 향하고 끝날 때는 센터를 본다(3). ; LOD를 따라서 DC를 보며 프롬나드 포지션에서 오른발을 옆으로 놓는다(4).

Q.145 Now give her amount of turn on the first four steps of this figure

No turn on 1 ; 1/8 to R between 1 and 2 ; 1/8 to R between 2 and 3, then 3/4 on 3 ; 1/8 to R between 3 and 4

Q.145 이 피겨의 처음 4 스텝에서 여자의 턴 양을 말하시오.

스텝 1에서 턴 하지 않는다. ; 스텝 1과 2사이에서 오른쪽으로 1/8턴. ; 스텝 2와 3사이에서 오른쪽으로 1/8턴. ; 그 다음 스텝 3에서 3/4턴. ; 스텝3과 4사이에서 오른쪽으로 1/8턴.

Q.146 Is it necessary to dance the full 8 steps of this figure?

No - a shorter version could be used, omitting steps 5-8, or 7-8, Lady dancing only 1 or 2 spins. Choreography or musical phrasing could make this particularly desirable

Q.146 이 피겨에서 8 스텝을 추는 것이 필요한가?

아뇨. - 보다 짧은 버전이 사용될 수도 있다. 스텝 5-8 또는 7-8를 생략하면서. 여자는 한 번, 또는 두 번만 스핀을 한다. 특히 안무나 음악 프레이징때문에 이 방법이 필요할 때가 있다.

Q.147 Explain briefly the construction of the Man's Travelling Spins from Counter Promenade Position

e will dance 4 steps of the Promenade and Counter Promenade, turning a little more on the fourth step, and then 4 marching steps along the LOD as if in Counter Promenade Position, while turning the Lady under the raised arms, having released hold with his R hand. He will then dance steps 7 and 8 of the Promenade, and a Promenade Close

Q.147 카운트 프롬나드 포지션에서 하는 트래블링 스핀의 남자 스텝 구성을 간략히 설명하라.

4번째 스텝에서 조금 더 턴을 하면서 프롬나드 앤 카운트 프롬나드의 4 스텝을 춘다. 그 다음 먼저 오른손 홀드를 풀어주고 올린 팔 아래에서 여자를 턴 시키는 동안 마치 카운트 프롬나드 포지션처럼 LOD를 따라 4번 행진 스텝을 춘다. 그리고 프롬나드 스텝 7과 8을 추고, 프롬나드 클로즈를 춘다.

Q.148 Does step 4 back the LOD as it does in the Promenade and Counter Promenade figure?

No - he will back diagonally wall on this step to create space between himself and the Lady

Q.148 프롬나드 앤 카운트 프롬나드에서 하는 것처럼 스텝 4를 LOD 방향으로 뒤로 놓는가?

아뇨. - 남자는 자신과 여자 사이의 공간을 만들기 위해 DW 방향으로 뒤로 놓는다.

Q.149 It is necessary for the Lady to dance two Spins on the Travelling Spins from Counter Promenade Position?

No - step 7 and 8 may be omitted if the choreography makes this desirable, the Lady dancing only one spin

Q.149 카운트 프롬나드 포지션에서 트래블링 스핀을 할 때, 여자가 두 번 스핀을 하는 것이 필요한가?

아뇨. - 만약 안무에서 필요하다면 스텝 7과 8은 생략할 수도 있다. 여자는 한번만 스핀을 할 수도 있다.

Q.150 Give the Lady's amount of turn on the Travelling Spins from Counter Promenade Position

No turn or slight body turn to R(1) ; 1/8 to R between 1 and 2 ; 1/8 to R between 2 and 3, body turns less. Body completes the turn on 4. 1/8 to R between 4 and 5, then 3/4 on 5 ; 1/8 to R between 5 and 6 ; 1/8 to R between 6 and 7, then 3/4 on 7, 1/8 to R between 7 and 8, 1/2 to R between 8 and 9 ; 1/8 to R between 9 and 10. Commence to turn to L on 11 ; 1/8 to L between 11 and 12

Q.150 카운트 프롬나드 포지션에서 트래블링 스핀을 할 때, 여자의 턴 양을 말하시오.

턴 없이 하거나 몸만 조금 오른쪽으로 턴한다(1). ; 스텝 1과 2사이에서 오른쪽으로 1/8턴. ; 스텝 2와 3사이에서 오른쪽으로 1/8턴 하고, 몸은 조금 덜 턴한다. ; 스텝 4에서 몸을 완전히 턴 시킨다. ; 스텝 4와 5사이에서 오른쪽으로 1/8턴, ; 그 다음 스텝 5에서 3/4턴.; 스텝 5와 6사이에서 오른쪽으로 1/8턴. ; 스텝 6과 7에서 오른쪽으로 1/8턴. 그 다음 스텝 7에서 3/4턴. 스텝 7과 8에서 오른쪽으로 1/8턴. 스텝 8과 9사이에서 오른쪽으로 1/2턴.; 스텝 9와 10사이에서 오른쪽으로 1/8턴. ; 스텝 11에서 왼쪽으로 턴을 시작한다. ; 스텝 11과 12 사이에서 왼쪽으로 1/8턴.

Q.151 What is her footwork on step 5?
LF is ball flat and toe of RF

Q.151 스텝 5에서 여자의 풋워크는?
왼발은 볼 플랫 그리고 오른발은 토.

Q.152 Is there a more advanced way of dancing this figure?
Yes. the Man may lead the Lady to dance two more steps(repeating 5 and 6 twice) whilst his steps and timing remain unchanged. The Lady's timing will be 1 2 3 4 5&6 7&8 1 2 3 4. (Lady may dance her spins as described or dance a series of small side steps on the balls of her feet)

Q.152 이 피겨를 추는 다른 고급방법이 있는가?
있다. 남자는 여자가 두 번 더 스텝을 하도록 리드한다(스텝 5와 6을 두 번 반복한다). 한편, 남자의 스텝과 타이밍은 변하지 않는다. 여자의 타이밍은 1 2 3 4 5&6 7&8 1 2 3 4.(여자는 설명한대로 여자의 스핀을 하거나, 볼로 일련의 작은 사이드 스텝을 한다.)

Q.153 How do the Man's steps 1-8 of the Fregolina differ from those of the Sixteen
His steps are exactly the same, but his lead is different on 7 and 8. He will commence to move his

arms to his R side on 7, extending the arms to R side and releasing hold with R hand on 8, allowing the R hand to gradually slide along the Lady's L arm to end with a Double Hand Hold

Q.153 프레고리나의 남자 스텝 1-8은 식스틴의 스텝과 어떻게 다른가?

스텝은 정확히 똑같다. 그러나 스텝 7과 8에서의 리드가 다르다. 스텝 7에서 팔을 자신의 오른쪽으로 움직이기 시작한다. 오른쪽으로 팔을 뻗으면서 스텝 8에서 오른손 홀드를 풀어 준다. 그리고 오른손이 여자의 팔을 따라 점차적으로 미끄러져 더블핸드 홀드로 끝낸다.

Q.154 For how many beats does the Man hold his position when dancing the Fregolina?

14 beats

Q.154 프레고리나를 출 때, 몇 박자 동안 남자는 같은 위치에 서있는가?

14박자

Q.155 For how many beats does he hold his position when dancing a Farol?

6 beats

Q.155 페롤을 출 때, 몇 박자 동안 같은 위치를 유지하는가?

6박자

Q.156 When the Double Hand Hold is achieved on the Fregolina on step 8, how high are the hands in relation to the body?

The hands will be held at approximately waist to chest level or alternatively the joined L to R hands may be lowered to below waist level with the joined R to L hands slightly raised to approximately shoulder height, or vice versa

Q.156 프레고리나 스텝 8에서 더블 핸드 홀드를 할 때, 몸을 기준으로 손은 어느 정도 높게 해야 하나?

손은 대충 허리에서 가슴사이로 올린다. 또는 다른 방법으로는 서로 맞잡은 왼손-오른손을 허리 아래까지 낮추고, 오른손-왼손은 대충 어깨 높이까지 조금 올린다. 또는 그와 반대로 한다.

Q.157 **For what reason does the Man step back on step 23 of the Fregolina?**
To make it easier for the Lady to pass his R side

Q.157 **무슨 이유 때문에 남자는 프레고리나의 스텝 23에서 뒤로 스텝을 하는가?**
여자가 남자의 오른쪽 옆을 쉽게 지나가도록 하기 위해서.

Q.158 **Give the Lady's foot positions on the Fregolina**
1-6 of the Sixteen(1.2.3.4.5.6) ; LF to side and slightly back(7) ; RF back in line with LF at a 90° angle to the Man on his R side, toe turned out, L knee flexed(Spanish Line) ; four steps fwd moving in front of Man to end on his R side, LRLR(1.2.3.4), then turn under arm on RF to end with LF crossed loosely in front without weight, Spiral turn, LF fwd(5) ; RF fwd(6) ; LF to side and slightly back(7) ; RF back and slightly across OP on Man's R side with toe turned out and knee flexed(Spanish Line)(8) ; LF fwd, toe turned out(1) ; RF to side and slightly back(2) ; LF back and slightly across OP on L side with toe turned out(3) ; RF back in line with LF, toe turned out, L knee flexed (Spanish Line)(4).

LF fwd behind Man's back(5) ; RF fwd behind Man's back(6) ; LF fwd passing Man's R side(7) ; having turned to L on LF, RF fwd without weight in front of Man at a 90° angle, R knee flexed (small Press Line)(8). Replace weight fwd to RF then turn on RF(1). Close LF to RF without weight(2). LF to side(3) ; Close RF to LF(4)

Q.158 프레고리나의 여자 풋 포지션을 말하시오.

식스틴 스텝 1-6을 한다(1.2.3.4.5.6).; 왼발을 옆으로 그리고 조금 뒤로(7).; CBMP로 오른발 뒤로 놓고 발은 토 턴 아웃 한다. 남자의 오른쪽에서 90도 각도로 왼쪽 무릎 굽히고 스페니쉬 라인을 한다.; 남자의 앞으로 지나가면서 네 번 포워드 스텝(왼발 오른발 왼발 오른발)을 추고 남자의 오른쪽에서 끝낸다(1.2.3.4).; 그 다음 오른발을 축으로 언더 암 턴하여 왼발이 체중 없이 오른발 앞에서 느슨하게 교차하는 스파이럴 턴을 하고 왼발을 앞으로 딛는다(5); 오른발을 앞으로 딛는다(6).; 왼발을 옆으로 그리고 조금 뒤로(7).; 남자의 오른쪽 아웃사이드 파트너 자세에서 오른발을 약간 교차해서 뒤로 놓고 토 턴 아웃 한다. 그리고 무릎 굽히고 스페니쉬 라인을 춘다(8).; 왼발을 앞으로 디디면서 토 턴 아웃 한다(1).; 오른발을 옆으로 그리고 조금 뒤로 놓는다(2).; 남자의 왼쪽 아웃사이드 파트너 자세에서 왼발을 조금 교차해서 뒤로 놓고 토 턴 아웃 한다(3).;

CBMP로 오른발을 뒤로 놓고 토 턴 아웃 한다. 그리고 왼쪽 무릎 굽히고 스페니쉬 라인을 춘다(4). 남자의 등 뒤에서 왼발을 앞으로 딛는다.(5). ; 남자의 등 뒤에서 오른발을 앞으로(6). ; 남자의 오른쪽을 지나가면서 왼발을 앞으로 딛는다(7). ; 왼발을 축으로 왼쪽으로 턴을 한 후 남자의 앞에서 90도 각도로 체중 없이 오른발을 앞으로 내딛는다. 그리고 오른쪽 무릎 굽히고 작은 프레스 라인을 만든다(8) ; 체중을 오른발에 리플레스한다. 그 다음 오른발을 축으로 턴을 한다(1). ; 체중 없이 왼발을 오른발에 모은다(2). ; 왼발 옆으로(3). ; 오른발을 왼발에 모은다(4).

Q.159 Now give her amount of turn

Steps 1-6 are the same as the Sixteen ; 3/8 to R between 6 and 7, and 1/8 to R between 7 and 8 ; no turn on 9 or 10 ; 1/8 to L between 10 and 11 ; 1/8 to L between 11 and 12, then a complete turn; 1/8 to L between 12 and 13 ; commence to turn to R on 12 ; 1/8 to R between 14 and 15 ; 1/8 to R between 15 and 16. commence to turn to L on 17 ; 1/8 to L between 17 and 18 ; 1/8 to L between 18 and 19; no turn on 20. commence to turn to L on 21 ; 1/4 to L between 21 and 22 ; 1/8 to L between 22 and 23 ; 1/4 to L between 23 and 24 ; 3/4 to R on 25 ; no further turn

Q.159 여자의 턴 양을 말하시오.

　　　스텝 1-6는 식스틴과 똑같다. ; 스텝 6와 7사이에서 오른쪽으로 3/8턴 한다. ; 그리고 스텝 7과 8 사이에서 오른쪽으로 1/8턴. ; 스텝 9 또는 10에서는 턴 하지 않는다. ; 스텝 10과 11사이에서 왼쪽으로 1/8턴. ; 스텝 11과 12 사이에서 왼쪽으로 1/8턴 하고 나서 1회전 한다. ; 스텝 12와 13사이에서 왼쪽으로 1/8턴. ; 스텝 12에서 오른쪽으로 돌기 시작한다. ; 스텝 14와 15사이에서 오른쪽으로 1/8턴. ; 스텝 15와 16사이에서 오른쪽으로 1/8턴. ; 스텝 17에서 왼쪽으로 턴하기 시작한다. ; 스텝 17과 18사이에서 왼쪽으로 1/8턴. ; 스텝 18과 19사이에서 왼쪽으로 1/8턴. ; 스텝 20에서는 턴하지 않는다. ; 스텝 21에서 왼쪽으로 턴을 시작한다. ; 스텝 21과 22사이에서 왼쪽으로 1/4턴. ; 스텝 22와 23사이에서 왼쪽으로 1/8턴. ; 스텝 23과 24사이에서 왼쪽으로 1/4턴. ; 스텝 25에서 오른쪽으로 3/4턴. 더 이상의 턴은 없다.

Q.160 Dance the Twists as Man giving the beat value on each step

As always try and dance accurately giving the beat value as you dance -
1.1.1.1.1/2.1/2.1.1.1/2.1/2.1.1.1/2.1/2.1

Q.160 각 스텝의 박자 값을 말하면서 남자로 더 트위스트를 추시오.
언제나 춤을 출 때, 박자 값을 말하면서, 정확하게 춤을 추도록 노력하시오.-
1.1.1.1.1/2.1/2.1.1.1/2.1/2.1.1.1/2.1/2.1

Q.161 What footwork does the Man use on each Twisting action?
He twists with pressure on balls of both feet to end with the LF flat

Q.161 트위스팅 액션에서 남자가 사용하는 풋워크는?
두 발의 볼로 마루를 누르면서 트위스트를 한 후 왼발이 플랫상태에서 끝낸다.

Q.162 What is the finishing position for the Man on each Twist?
He should end with his weight on LF, slightly back

Q.162 트위스트에서 남자의 마무리 포지션은?
왼발에 체중을 싣고 약간 뒤로 놓고 끝낸다.

Q.163 **What is important to remember about the Man's transference of weight on steps 7 and 11?**
The transference of weight is delayed on these two steps

Q.163 **스텝 7과 11에서 남자의 체중을 옮길 때, 기억해야 할 중요한 것은?**
체중의 이동은 이 두 스텝에서 딜레이되어야 한다.

Q.164 **Explain the shaping and use of arms on steps 6 and 7**
On step 6 achieve Promenade shape, retracting both arms. On step 7 maintain the Promenade shape extending both arms forward

Q.164 **스텝 6와 7에서 팔의 사용과 세이핑을 설명하시오.**
스텝 6에서는 프롬나드 세이프를 완성하고 두 팔을 당긴다. 스텝 7에서 프롬나드 세이프를 유지하면서 양팔을 앞으로 뻗는다.

Q.165 Give the Lady's foot positions on the Twists
(You may prefer to use the "QQSS" timing on part of this figure. I have given this as an example)
Dance the first four steps of the Sixteen(1 2 3 4) ; LF fwd, L side leading(Q) ; RF fwd in CBMP towards Man's R side(Q) ; LF back(S) ; Close RF to LF, heel turn(S) ; Now repeat the QQS ; Now repeat the Q Q ; LF to side, small step(S)

Q.165 트위스트에서 여자의 풋 포지션을 말하시오.
(당신은 이 피겨의 일부에서 "QQSS" 타이밍을 사용하길 선호할 수 도 있다. 다음이 그 예이다.)
식스틴의 처음 4 스텝을 한다(1 2 3 4). ; 왼발을 앞으로 디디면서 레프트 사이드 리딩을 한다(Q). ; 남자의 오른쪽을 향해서 왼발의 일직선상에 오른발을 앞으로 딛는다(Q). ; 왼발을 뒤로 놓는다(S). ; 오른발을 왼발에 모으고 힐 턴을 한다(S). ; 이제 QQS를 반복한다. ; 또, QQ을 반복한다. ; 작을 보폭으로 왼발을 옆으로 놓는다(S).

Q.166 Now give her alignment
The first four steps are the same as the Sixteen. 5-facing diagonally to wall; 6-facing wall, end backing diagonally centre ; 7-backing LOD ;

8-facing diagonally centre ; 9-down LOD, facing diagonally wall ; 10-facing wall, end backing diagonally centre ; 11-14 are as steps 7-12 ; 15-backing diagonally centre

Q.166 여자의 얼라인먼트을 말하시오.
처음 4 스텝은 식스틴과 똑같다. ; 스텝 5-DW를 본다. ; 스텝 6-벽을 보고 시작해서 DC를 등지고 끝낸다. ; 스텝 7-LOD를 등진다. ; 스텝 8-DC를 본다. ; 스텝 9-DW를 보면서 LOD 방향으로 진행한다. ; 스텝 10-벽을 보고 시작해서 DC를 등지고 끝낸다. ; 스텝 11-14는 스텝 7- 12와 같다. ; 스텝 15-DC를 등진다.

Q.167 What may follow the Twists?
The LF Variation or any other method of changing feet

Q.167 더 트위스트 후행 피겨는?
레프트 풋 베리에이션 또는 풋 체인지의 다른 방법.

Q.168 What other methods of changing feet do you know?

Hesitation, holding the position with weight on RF for one beat ; a Syncopated Sur Place, dancing 5 Sur Place starting with the LF counting 12&34 ; a Syncopated Chasse, LF fwd (1) ; then 2 chasses to R counting 2&34 ; LF Sur Place(1) then 1-4 of Coup de Pique(2 3 4 1) ; Sur Place on LF(2) then two more Sur Place or a Chasse to R(3 4)

Q.168 알고 있는 풋 체인지의 방법을 말하시오.

헤지테이션. 오른발에 체중을 놓고 한 박자 동안 그 자세를 유지한다. ; 신코페이티드 서 플레이스. 카운트는 12&34에서 왼발로 시작하는 5 스텝의 서 플레이스를 춘다. ; 신코페이티드 샤세. 왼발 앞으로(1). ; 그 다음 카운트 2&34에서 샤세 투 라이트 두 번. ; 왼발 서 플레이스(1). 그 다음 꾸데삐끄 스텝 1-4(2 3 4 1). ; 왼발 서 플레이스(2). 그 다음 두 번 더 서 플레이스 또는 샤세 투 라이트를 춘다(3 4).

Q.169   What may precede the Chasse Cape?
   Any syllabus figure ended with feet together, facing centre. The Chasse Cape may also be danced from step 2 in which case the precedes would be 1-5 of the Promenade or the Sixteen

Q.169 샤세 케이프의 선행 피겨는?
   센터를 보면서 발을 모으고 끝나는 모든 정규 피겨. 샤세 케이프는 역시 스텝 2 부터 출 수도 있다. 이 경우에는 선행 피겨가 프롬나드 또는 식스틴의 스텝 1-5가 된다.

Q.170   Explain everything you know about the first
          step of the Chasse Cape as Man
The foot position is RF to side and slightly back with the toe turned out ; he will commence facing centre and turn to back diagonally wall making 1/8 turn to L. The footwork will be ball flat, and he will achieve Counter Promenade shape

Q.170 샤세 케이프 남자의 첫 번째 스텝에 대해서
          아는 대로 설명하시오.
풋 포지션은 토 턴 아웃 상태로 오른발을 옆으로 그리고 조금 뒤로 놓는다. ; 센터를 보고 시작해서 왼쪽으로

1/8턴을 해서 DW를 등진다. 풋워크는 볼 플랫. 그리고 카운트 프롬나드 셰이프를 완성한다.

Q.171 Does the Man have an alternative way of dancing steps 2 and 3 of the Chasse Cape?
He may dance it with no foot movements ; the preceding step to side and slightly back is ended with the weight centralized, keeping the feet flat as the turn is made to end with the weight on the front foot. This will also apply to steps 7 and 8, 12 and 13, and 17 and 18

Q.171 샤세 케이프의 남자 스텝 2와 3을 추는 다른 방법은 ?
발을 움직이지 않고 출 수 있다 ; 옆으로 그리고 조금 뒤로 놓은 이전 스텝을 체중을 중심에 둔 상태로 끝낸다. 이때 두 발의 풋워크는 플랫상태를 유지한다. 그 다음 턴을 하여 체중이 앞발에 있는 상태로 끝낸다. 이것은 역시 스텝 7과 8, 12와 13 그리고 17과 18에서 적용된다.

Q.172 What may be danced in place of the Spanish Line at the end of this figure?
A Press Line

Q.172 이 피겨의 끝에서 스페니쉬 라인 대신에 무엇을
 출 수 있는가?
프레스 라인

Q.173 How does the Press Line differ from the
 Spanish Line?
The front foot is extended further fwd with more weight and a stronger flexing of the front knee. The front heel will be well off the floor

Q.173 스페니쉬 라인과 프레스 라인은 어떻게 다른가?
앞발의 무릎을 강하게 구부리고 더 많은 체중을 앞발에 둔 상태로, 앞발을 앞으로 더 뻗는다. 앞발의 힐이 마루에서 떨어진다.

Q.174 Give the Lady's foot positions on steps 1-11
 of the Chasse Cape
1-LF to side and slightly forward ; 2-RF fwd in CBMP OP ; 3-LF fwd and slightly across, then turn to end with LF back with knees very slightly flexed ; 4-RF fwd toe turned out ; 5-LF behind RF, Cuban Cross ; 6-RF fwd toe turned out ; 7-LF fwd in CBMP OP on L side ; 8-RF fwd and slightly across, then

turn to end with RF back, knees very slightly flexed ; 9-LF fwd, toe turned out ; 10-RF behind LF, Cuban Cross ; 11-LF fwd, toe turned out

Q.174 샤세 케이프의 스텝 1-11까지의 여자 풋 포지션을 말하시오.

스텝 1-왼발을 옆으로 그리고 조금 앞으로 딛는다. ; 스텝 2-아웃사이드 파트너 자세에서 CBMP로 오른발을 앞으로 딛는다. ; 스텝 3-왼발을 약간 교차하여 앞으로 딛는다. 그 다음 턴하여 무릎을 아주 조금 구부린 상태로 왼발을 뒤로 하고 끝낸다. ; 스텝 4-오른발 앞으로 딛고 토 턴 아웃 한다. ; 스텝 5- 발을 오른발 뒤로 큐반 크로스를 한다. ; 스텝 6-오른발을 앞으로 딛고 토 턴 아웃 한다. ; 스텝 7-왼쪽 아웃사이드 파트너 자세에서 CBMP로 왼발을 앞으로 딛는다. ; 스텝 8-오른발을 약간 교차하여 앞으로 딛는다. 그 다음 턴하여 무릎을 아주 조금 구부린 상태로 오른발을 뒤로 하고 끝낸다. ; 스텝 9-왼발을 앞으로 딛고 토 턴 아웃 한다. ; 스텝 10-오른발을 왼발 뒤로 큐반 크로스 한다. ; 스텝 11-왼발을 앞으로 딛고 토 턴 아웃 한다.

Q.175 What may follow the Chasse Cape?

A Spanish Line in Inverted Promenade Position or the Flamenco Taps

Q.175 샤세 케이프의 후행 피겨는?

인버티드 프롬나드 포지션에서 스페니쉬 라인 또는 플라밍고 탭스

Q.176 What additional endings do you know?

(It is advisable to dance each on giving the count as you explain them).

Ending 1 is a type of Counter Promenade Close and Chasse - LF fwd in L Side Position(1) ; Close LF to RF without weight, turning L to face centre(2). Regain normal hold and then dance a Chasse to the side RF LF(34)

Ending 2 is the Syncopated Chasse - LF fwd in L Side Position(1) ; RF to side turning L to face centre(2) ; Close LF to RF(&) ; Chasse to R RL(3 4)

Ending 3 is the Lady's Spin to R - Close LF to RF turning L to face centre(1) ; 2 Sur Place RL(2&) turning the Lady under raised arms to her R ; regain normal hold and dance a chasse to side RF LF(3 4). The Lady will dance RF fwd small step, turning to R to face Man(1) ; turn on her RF and close LF to RF(2) ; Sur Place RF still turning(&) ; LF to side to dance a Chasse(3 4)

Q.176 당신이 아는 다른 엔딩이 있는가?
  (엔딩을 설명할 때 카운트를 하며 춤을 추는 것이 바람직하다).

엔딩 1은 일종의 카운트 프롬나드 클로즈와 샤세- 레프트 사이드 포지션에서 왼발을 앞으로 딛는다(1). ; 왼쪽으로 턴해서 센터를 보면서 체중 없이 왼발을 오른발에 모은다(2). ; 정상 홀드를 다시 하고 나서 옆으로 샤세(오른발 왼발)를 춘다.(3 4).

엔딩 2는 싱코페이티드 샤세 - 레프트 사이드 포지션에서 왼발을 앞으로 딛는다(1). ; 왼쪽으로 돌아 센터를 보면서 오른발을 옆으로 놓는다(2). ; 왼발을 오른발에 모은다(&). ; 샤세 투 라이트(오른발, 왼발)를 춘다(3 4)

엔딩 3는 레이디스 스핀 투 라이트 - 왼쪽으로 턴해서 센터를 보고 왼발을 오른발에 모은다(1). ; 팔을 들어 여자를 그녀의 오른쪽으로 턴 시키면서 서 플레이스를 2번 춘다. 오른발, 왼발(2 &). ; 다시 정상 홀드를 하고 사이드 샤세(오른발, 왼발)를 춘다(3 4). ; 여자가 작은 보폭으로 오른발을 앞으로 내디디면서 오른쪽으로 턴하여 남자를 본다(1). ; 오른발을 축으로 턴하고 왼발을 오른발에 모은다(2). ; 계속 턴하면서 오른발 서 플레이스를 춘다(&). ; 왼발을 옆으로 놓으면서 샤세를 춘다(3 4).

Q.177 Is there a shorter version of the Chasse Cape?
Yes - dance steps 1-8 omitting 9-18, then continue with 19-21

Q.177 샤세 케이프의 짧은 버전이 있는가?
있다. - 스텝 9-18을 생략하고, 스텝 1-8을 춘다. 그다음 계속 19-21을 춘다.

Q.178 What is the Outside Turn?
Dance steps 1-3 of the Chasse Cape, then step to side in Promenade Position, moving along the Line of Dance. (This could also be danced after 1-10 of the Chasse Cape)

Q.178 아웃사이드 턴이란 무엇인가?
샤세 케이프 스텝 1-3을 춘다. 그 다음 LOD를 따라 움직이면서 프롬나드 포지션에서 옆으로 스텝을 한다.(이것은 샤세 케이프의 스텝 1-10 후에 역시 출 수 있다).

Q.179 What is the practical use of the Outside Turn?
It is a useful way of turning from a facing centre alignment to facing diagonally to wall to follow with a Promenade figure, commencing the latter from step 3 (for example, steps 3-16 of La Passe)

Q.179 아웃사이드 턴의 실제적인 사용법은 무엇인가?
스텝 3 이후 스텝을 시작하는(예를 들면, 라 빠세의 스텝 3-16) 프롬나드 피겨를 후행 피겨로 하기 위해 센터를 보는 방향에서 DW를 보는 방향으로 턴 할 때 유용한 방법이다.

부 록

1. 힙무브먼트(Hip movement)의 종류

1. 세틀링(Settling) : 무릎을 편발에 체중을 이동시킨다. 세틀링과 동시에 로테이션이 일어난다.
2. 레터럴(Lateral) : 약한 로테이셔널 힙무브먼트을 사용해서 힙을 좌우로 움직이는 것. 쿠카라차(Cucaracha)에서 사용된다.
3. 로테이셔널(Rotational) : 척주를 중심축으로 하여, 힙을 돌리는 (Rotating) 기술이다. 댄스에서 척주(Spine Column)는 머리에서 미추까지를 가리킨다.
4. 트위스팅(Twisting) : 힙에서만 턴이 일어나는 동작이다. 클로우즈드 힙트위스트(Closed Hip Twist) 여자 세 번째 스텝에서 사용된다.

2. 홀드(Hold)의 종류

1. 왼손-오른손 (L-R) : 남자 왼손으로 여자 오른손을 잡는다.
2. 오른손-오른손(R-R) : 남자 오른손으로 여자 오른손을 잡는다. 핸드쉐이크 홀드(Hand Shakes Hold)라고도 한다.
3. 노우 홀드(No Hold) : 양손을 모두 잡지 않는다.
4. 더블홀드(Double Hold) : 양손을 모두 잡는다. 이때, 서로 교차해서 잡으면 크로스 홀드(Cross Hold)라고 한다.
5. 커들홀드(Cuddle Hold) : 남자가 여자 뒤에 서서 오른팔로 여자의 등을 감싸면서, 여자의 가슴 아래쪽에서 오른손으로 여자의 왼손을, 왼손으로는 여자의 오른손을 잡는다. 이때 여자는 오른팔을 왼팔 위로 교차한다.

3. 풋포지션(Footposition)의 종류

1. 왼발 앞으로(LF Fwd) : 왼발을 오른발 앞으로 딛는다. 두 개의 트랙이다.
2. 왼발 뒤로(LF Back) : 왼발을 오른발 뒤에 놓는다. 두 개의 트랙이다
3. 왼발 옆으로(LF to side) : 왼발을 오른발 옆으로 나란히 놓는다.
4. 왼발 옆으로 그리고 조금 뒤로(LF to side and slightly back) : 왼발을 오른발 옆 일직선에서 약간 뒤로 놓는다.
5. 왼발 옆으로 그리고 조금 앞으로(LF to side and slightly fwd) : 왼발을 오른발 옆 일직선에서 조금 앞으로 딛는다.
6. 왼발 앞으로 그리고 조금 옆으로(LF to fwd and slightly side) : 왼발을 오른발 앞으로 디딘 후 다시 조금 옆으로 딛는다.
7. 왼발 뒤로 그리고 약간 옆으로(LF to back and slightly side) : 왼발을 오른발 뒤로 놓은 후 조금 옆으로 놓는다.
8. 왼발 다이아거널리 포워드(LF to diagonally fwd) : 왼발을 오른발 기준으로 45도 대각선 방향 앞으로 딛는다.
9. 왼발 다이아거널리 백(LF to diagonally back) : 왼발을 오른발 기준으로 45도 대각선 방향 뒤로 놓는다.

4. 풋워크(Foot Work)의 종류

1. 토우(Toe) T : 발가락. 발 앞꿈치
2. 힐(Heel) H : 발뒤꿈치
3. 볼(Ball) B : 엄지발가락 아래쪽에 있는 도톰한 부분
4. 인사이드 에쥐 오브 볼(Inside edge of Ball) I/E of B : 볼의 안쪽 모서리
5. 아웃사이드 에쥐 오브 볼(Outside edge of Ball) O/E of B : 볼의 바깥쪽 모서리

6. 인사이드 에쥐 오브 토우(Inside edge of Toe) I/E of T : 발가락 안쪽 모서리

7. 아웃사이드 에쥐 오브 토우(Outside edge of Toe) O/E of T : 발가락 바깥쪽 모서리

8. 홀 푸트(Whole Foot) WF : 발바닥 전체

5. 리드(Leads)의 종류

1. 체중이동(Weight changes) : 여자가 남자의 체중이동을 따라간다.

2. 피지컬(Physical) : 남자의 팔에 톤(tone)을 증가시켜 그 힘이 팔을 타고 여자에게 전달하여 리드하는 방법이다. 텐숀이라고도 한다.

3. 세이핑(Shaping) : 시계방향(Clock-wise) 또는 시계반대방향(Anticlock-wise)으로 턴을 시킨다.

4. 비주얼(Visual) : 홀드 없이 여자가 남자의 스텝을 흉내 낸다.

Questions & Answers 질문과 해답
Latin American - Pasodoble
라틴댄스 편 - 파소도블레

2006년	12월	1일	인쇄
2006년	12월	12일	발행

지 음 : Elizabeth Romain 엘리자베스 로메인
옮 김 : 김 재 호
발행인 : 임 정 배
발행처 : 정음미디어 / DSI Korea
등록일 : 2006년 6월 26일
등 록 : 제 320-2006-52호

주소 서울시 관악구 봉천동 877-1
전화 (代) 02-871-4107   FAX 02-872-5229

정가 13,000원

ISBN   89-92487-00-2   93680